周予新
孙富强　编著
邢　敏

徜徉在人体河流中的红细胞

Erythrocyte

河北出版传媒集团
河北科学技术出版社

图书在版编目（CIP）数据

徜徉在人体河流中的红细胞 / 周予新，孙富强，邢敏编著 . — 石家庄：河北科学技术出版社，2012.11（2024.1 重印）
（青少年科学探索之旅）
ISBN 978-7-5375-5549-4

Ⅰ . ①徜… Ⅱ . ①周… ②孙… ③邢… Ⅲ . ①红细胞－青年读物②红细胞－少年读物 Ⅳ . ① R322.2-49

中国版本图书馆 CIP 数据核字 (2012) 第 274624 号

徜徉在人体河流中的红细胞

周予新　孙富强　邢　敏　编著

出版发行　河北出版传媒集团　河北科学技术出版社
地　　址　石家庄市友谊北大街 330 号（邮编：050061）
印　　刷　文畅阁印刷有限公司
开　　本　700 × 1000　1/16
印　　张　12
字　　数　130000
版　　次　2013 年 1 月第 1 版
印　　次　2024 年 1 月第 4 次印刷
定　　价　36.00 元

前　言

青少年朋友，你了解自己的身体吗？

当你有缘打开《徜徉在人体河流中的红细胞》这本书时，她将向你展现出一幅美丽的人体画卷。为了帮助你更好地认识人体，我们特意请来了一位遍布人体各部而又见多识广的“向导”——红细胞，她将带你一起漫步神奇的人体王国。

红细胞从何而来？长得什么样子？有哪些作用？科学发展到今天，人们对她又有哪些新的认识？你将在本书开篇的“初识红细胞”部分找到答案。之后，你将开始顺着红细胞形成的红色河流旅行，饱览两岸旖丽的风光：你将了解到心脏巧夺天工的构造，明白心脏为什么会不知疲倦地跳动，直到生命的终结；了解肺是如何与人体外部进行气体交换并通过红细胞为生命活动提供充足氧气的；胃、肠怎样消化食物，吸收其中的养料，而把废物顺利地排出体外；肾脏又是怎样过滤血液，保持红色河流的清洁；甚至你还可以跟随红细胞，看一看胎儿与母亲是怎样进行交流的……

此外，本书还介绍了神奇的干细胞、后来居上的脐血移植、用基因技术修复血管等当今生命科学研究的最新进展，让大家了解生命科学发展的广阔前景。

在帮助青少年朋友了解人体奥秘的同时，书中还穿插了

ABO血型、血液循环的发现历程等生命科学发展史的内容，介绍了科学家的科学思维方法和严谨、执着的科学态度，让大家认识到，正是由于一代代科学家孜孜以求的不懈努力，才有了今天生命科学发展的辉煌成就，他们为广大有志青少年树立了光辉的榜样。

热爱生命科学的青少年朋友们，我们倾心编著此书，就是希望它不仅带给你一次难忘、快乐之旅，让你在对人体的神奇、和谐、高效、完美惊叹的同时，对自己的身体有一个全新的认识，同时还能够激发起大家的科学热情，为你们将来步入生命科学的殿堂，攀登科学高峰打下良好的基础。

周予新

2012年10月于石家庄

目 录

一 初识红细胞

二 人体内的“红色河流”

五 红色运输队的给养站

六 血液过滤器

一、初识红细胞

● 血细胞的摇篮

地球上有红海，人的身体里有“红色河流”。红海是因为生长着大量的红色藻类而使海水变红，我们身体里的“红色河流”，则是由日夜奔腾不息的血液汇成，血液中有大量的包括红细胞在内的血细胞。

人的血液中有红细胞、白细胞和血小板三种血细胞。这三种血细胞在血液中的比例各有不同，功能各有千秋：红细胞“主管”运送氧气；白细胞“主抓”消灭病菌、提高机体的免疫力；血小板则主要“负责”血液管道中的“抗洪抢险”任务。

红细胞的寿命平均约为120天，白细胞的寿命长短不一，短者数天，长者数月，血小板只能存活10天左右。那么，人身上的血细胞是从哪里“生”出来的呢？

追根溯源，这还要从胎儿在母体内的发育过程谈起。俗话说：十月怀胎，一朝分娩。大约在受精卵形成后的第2周，胚胎的卵黄囊壁上就开始出现了毛细血管密集的结构，这称为血岛。血岛中的造血母细胞具有分裂生成新的血细胞的本领，生物学上称这种能生出新细胞的母细胞为“干细胞”。能产生新的血细胞的干细胞自然就叫它造血干细胞。最早出现在胚胎内的造血干细胞首先在卵黄囊的血岛中就地造血，这是胎儿在母体内出现最早的造血器官。

那么，什么是造血干细胞呢？随着科学研究的不断深入，现在，科学家们已逐渐弄清了造血干细胞的真实身份。

造血干细胞是一种原始的细胞，它是各种血细胞的共同祖先。这种原始的细胞从它周围的基质细胞中吸取营养，并不断地生长、分裂、再生长、再分裂。经过多次分化、增殖，最终变成各种血细胞。造血干细胞还有一个突出的本领，那就是具有极强的自我复制能力，以充分保证它存在的数量，而不至于都分化成血细胞造成造血干细胞的枯竭。由于这种原始的细胞就像能不断长出枝杈的树干一样，产生新的血细胞，科学家给它起名为造血干细胞。

当胚胎发育到第45天左右时，造血干细胞随着血液流动并种植到肝脏，引起肝脏造血，接下来肝脏中的造血干细胞又经血流种植到脾脏上，使脾脏也出现了造血功能。脾脏中的造血干细胞又经过血液流动种植到骨髓，才引起骨髓造血。就这样，当胎儿发育到第5个月时，肝脏和脾脏的造血

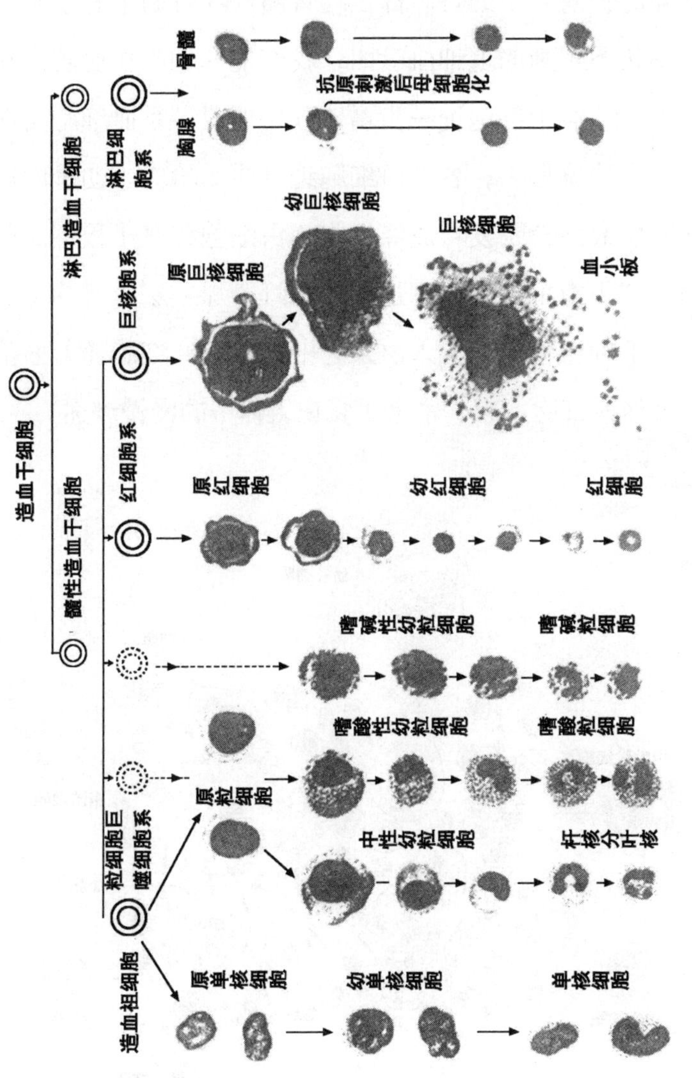
造血干细胞
淋巴造血干细胞
髓性造血干细胞
淋巴细胞系
胸腺
骨髓
抗原刺激后母细胞化
巨核胞系
原巨核细胞
幼巨核细胞
巨核细胞
血小板
红细胞系
原红细胞
幼红细胞
红细胞
嗜碱性幼粒细胞
嗜碱粒细胞
嗜酸性幼粒细胞
嗜酸粒细胞
粒细胞巨噬细胞系
原粒细胞
中性幼粒细胞
杆核分叶核
造血祖细胞
原单核细胞
幼单核细胞
单核细胞

血细胞的诞生过程

功能开始衰退，骨骼中的红骨髓逐渐代替了肝脏和脾脏的造血功能并且最终成为人体最重要、最基本的造血器官。胎儿和婴儿的骨髓腔中的骨髓都是红骨髓。红骨髓中有非常丰富的、形状不规则的毛细血管团，我们把它们叫作血窦。在血窦周围由造血干细胞进一步增殖分化形成各系血细胞（即各种血细胞的雏形），各系血细胞经过原始阶段、幼稚阶段和成熟阶段最终分别发育成红细胞、白细胞和血小板，这些血细胞的“生力军”马上穿过毛细血管壁那一层薄薄的上皮细胞进入毛细血管内，汇入血浆之中。这样红细胞随着血液循环和其他血细胞一起，踏上了它在人体中的漫漫旅途。

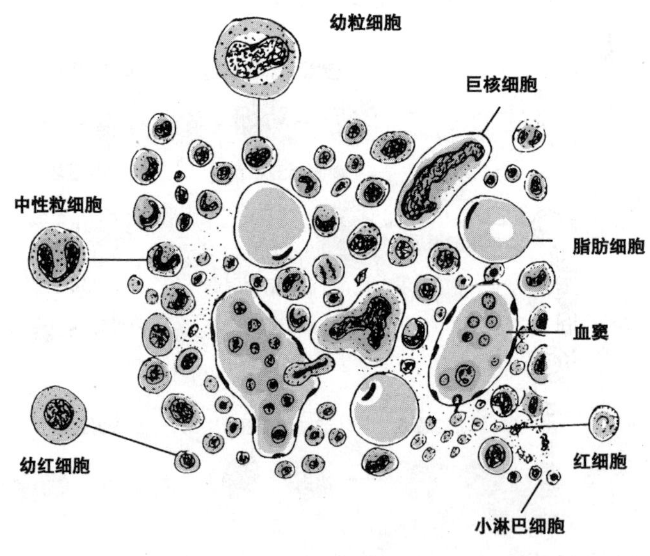

红骨髓的结构

● 一生辛劳的红细胞

在显微镜下，一个个红红的、漂亮的、中央薄、周边厚的盘状物，就像是人工培育的蘑菇，它们的色彩真鲜艳。噢！这就是人体红细胞的模样。

为什么说红细胞的一生是辛劳而忙碌的一生呢？这要从它的结构说起。

人体由好几百万亿个细胞组成，其中红细胞的数量约有25万亿个。每个红细胞的个儿很小，直径一般为6~9微米。但如果把这25万亿个红细胞一个挨一个地连成一条线，长度就十分惊人了，它们竟可以环绕地球赤道4圈以上！假如每分钟我们能数1000个红细胞，而且一秒钟也不停地连续数下去，要数完全部的红细胞得用475 000年的时间。

虽说红细胞个头小得很，每一个红细胞的表面积却能达到128微米^2。有人计算过，如果将人体的红细胞总的表面积加起来就有3800米^2，大小相当于一个足球场，是人身体表面积的将近2000倍呢！

人体内成熟的红细胞与其他所有细胞的最大区别是，成熟的红细胞没有自己的细胞核和其他细胞器。正常的红细胞呈两面凹的圆盘状，中央最薄的地方大约只有1微米，周边厚的地方约有2微米。每一个成熟的红细胞生来就这副“怪”模样，这有什么好处呢？原来，这种双面凹的圆盘状是红细胞所特有的，能使红细胞更有效地增加自身的表面积，尽可能多地运载氧气。

千万可别小看了人体里这些勤劳的红细胞，正是有了它们才使人体内部远离空气的组织及时获得生命活动所需要的氧，维持正常的生理活动。每一个红细胞成熟后都义无反顾地踏上血液循环的漫长旅途，它们都是非常勤劳的氧气“运输兵”，一刻不停地在血管内奔来奔去。红细胞的任务是到肺部“装载”上氧气分子并把它们运送到躯体的各个角落；卸下氧气后，又背起二氧化碳向肺部跑；到肺部卸掉二氧化碳以后再装上氧气……如此装装卸卸，完成输送氧气的重任，直至生命的最后。

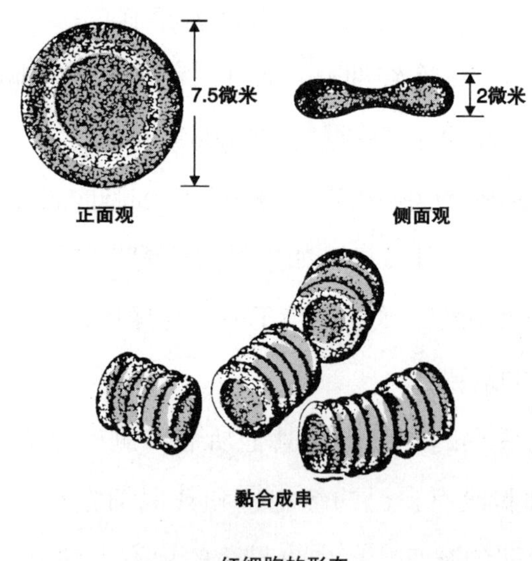

红细胞的形态

既然红细胞没有细胞核和细胞器，那它靠什么携带氧气呢？原来，在红细胞的细胞质中充满着血红蛋白。红细胞要靠血红蛋白的帮助，才能完成输送氧气的重任。

什么是血红蛋白呢？血红蛋白是一种特殊的结合蛋白质，主要由球蛋白和一种含铁的血红素结合而成。正常人的血红蛋白的浓度与红细胞的数量有密切关系，血液中红细胞多，血红蛋白浓度也高。一般说来，健康成年男子血红蛋白的含量每100毫升血液中为12~15克，成年女子为11~14克。新生婴儿的血红蛋白的浓度很高，以后逐渐下降。人的血液之所以呈现红色，也是由于血红蛋白的缘故。

红细胞中的血红蛋白的最大特点是：当红细胞旅行到人体内氧分压高的地方时，血红蛋白就迅速与氧结合，形成氧合血红蛋白，这时的红细胞就像一节节装载货物的车厢，沿着循环线路继续前行；当红细胞走到人体内的氧分压低的地方时，血红蛋白就迅速卸下“身上”的氧分子，并将氧分子无偿地送给最需要它的组织细胞，同时，责任心很强的红细胞还不忘记把组织细胞新陈代谢过程中产生的废气——二氧化碳捎走，以保证组织细胞有一个干净、整洁的生活环境……人体内的红细胞就是这样与血红蛋白协作配合，共同完成输送氧气的重任。

值得一提的是，正常健康的红细胞有着令人赞叹的弹性和可塑性。当红细胞随着血液在血管中流动时，红细胞可以凭借它灵活的身躯做各种扭曲、弯转等绝技动作，畅通无阻地通过管径仅为3微米的毛细血管。

红细胞的寿命约为120天。在这短暂的生命历程中，它大约要走完160千米的路途，这些路途等于它本身长度的200多亿倍。所有的红细胞都是在它旅途奔波中悄然逝去的。红细胞衰老死亡之时，它仍然要将自己仅有的一点点铁交给人体重新利用。它可真算得上是鞠躬尽瘁了！

功德圆满的红细胞“圆寂”后，会被人体内的一种巨噬细胞清除掉。但你可别太伤心，因为这时我们前面提到的红骨髓中的造血干细胞又能“生产”和释放出同等数量的红细胞进入血液，维持血液中红细胞数量的相对稳定，保证人体内各个组织细胞氧气的供应。

● 红色卫士

很久以来，人们都一直认为红细胞是人体内一群当之无愧的、优秀的气体“运输兵”，履行着输送氧和二氧化碳的任务，此外再没有什么别的专长了。

近年来，随着人们对人体免疫功能认识的不断深入，人们发现红细胞还是一位了不起的卫士，只不过一直“隐姓埋名”罢了。它们成天埋头苦干，为保卫人体健康立下了汗马功劳，只是不喜欢抛头露面，才默默无闻至今。

红细胞在免疫战线上有哪些功绩呢？红细胞在人体免疫

方面的重要功绩是清除免疫复合物。什么是免疫复合物呢？这还要从机体的抗原和抗体谈起。

在人体中有一种B淋巴细胞，它是淋巴细胞中的一种。淋巴细胞又属于人血液中白细胞的一员。B淋巴细胞受到抗原刺激后能转化为浆细胞，产生抗体，在人体内具有体液免疫功能。抗原就是能激发人体产生抗体和细胞免疫，并能与抗体相结合的物质，如病原微生物、寄生虫、异种血清、异体组织等。

人体内的B淋巴细胞，在抗原物质刺激下所合成的具有特异性免疫功能的球蛋白（又称免疫球蛋白），被称为抗体。抗体与相应抗原能发生特异性结合，从而促进白细胞的吞噬作用，将抗原清除，或使微生物类抗原失去致病性，对人体有保护作用。

当人体内的抗原与抗体相遇时，可以形成一种复合物，被称为免疫复合物。血液中的免疫复合物一旦堆积过多，会激活补体（正常血浆中有协同、补充和放大机体免疫功能的一组球蛋白）。补体被过量激活，就会引起免疫复合病。那么，红细胞是怎样清除这些免疫复合物，防止人体得病的呢？

当外界的病原体侵入人体后，人体内的抗体就会发生相应的反应，在抗体消灭抗原的过程中，抗原和抗体之间形成了一种免疫复合物，这种免疫复合物随着血液循环在人身体内各处游荡，千方百计地寻找被它激活了的补体并要与补体结合，它们二者一旦结合，就会像在人体内安放一颗定时炸弹一样，人随时有生病的可能。幸好在红细胞的细胞膜上有补体的“座位”，这个“座位”就像《西游记》中的小妖被齐天大圣孙悟空用法术定住一样动弹不得。这些对人体暗藏杀机、游荡在血液中的免疫复合物会及时被血液中负责输氧并兼有“巡逻”任务的红细胞所捕捉，并被红细胞紧紧地吸附在红细胞膜表面的补体中，然后红细胞将这些“坏蛋”押送到脾脏和肝脏，交脾脏和肝脏中的巨噬细胞加以清除，如此循环不已。

人体内95%以上的补体“座位”位于红细胞膜表面，加上每毫升血液中的红细胞又大大超过白细胞，因此免疫复合物与红细胞相遇的机会要比白细胞大500～1000倍。红细胞正是仗着它的“人多势众”，担负起了清除免疫复合物的重任，这是免疫战线上“得宠”的白细胞所替代不了的。

此外，人体内的红细胞还可增强吞噬细胞的吞噬作用。在抗体和补体的协同作用下，病原体被“拴”在红细胞上，从而容易被吞噬细胞捕捉和吞噬，并防止病原体扩散。红细胞还能识别和携带抗原，防止入侵的所有抗原集中到达免疫器官，从而调节了免疫器官反应的强度，对人体具有保护作用。

红细胞从“默默无闻”到成为免疫战线上的一名“红色卫士”，给医学家们很大的启迪。于是他们通过检查红细胞免疫功能，以判断某些疾病的病情，如在自身免疫性疾病、感染性疾病、癌症等患者的体内，往往存在着大量的免疫复合物，使红细胞超负荷运载。随着患者病情的恶化，红细胞的免疫功能越来越不堪重负。某些出血性疾病，由于红细胞丢失过多，机体就粗制滥造红细胞；有些贫血病患者，红细胞本身质量很差。因为这些患者体内红细胞的免疫功能低下，使免疫复合物的清除发生了障碍。医学治疗上，为了增强上述患者的免疫功能，必须输入新鲜的血液，以补充大量有战斗力的“红色卫士”。

红细胞这个独特而功勋卓著的免疫卫士越来越受到医学家们的青睐。

● 红色河流的家庭成员

红色河流的家庭成员分为两类：第一类是在显微镜下能看得见的，称为“有形成分”，它们主要包括红细胞、白细胞和血小板；第二类是看不见的成员，称为“无形成分”。血浆中包括各种矿物质，如钠、钾、钙、镁、铜等；能源物质，如葡萄糖、乳糖等；脂类，如胆固醇、磷脂、甘油三酯等；激素，如胰岛素、甲状腺素等；蛋白质类物质，如白蛋白、球蛋白等；此外还有各种各样的酶、维生素以及少量的氧和二氧化碳。

在“血细胞家族”里，血小板称得上是一个“小个子”，它只有红细胞的1／8大。血小板的数量也不算多，正常人体每立方毫米的血液中有10万～30万个，人体共约有1万亿之多。

血小板其实并不是“板”，它们没有完整的细胞结构，无细胞核，直径2～4微米，多数呈现两面凸起的椭圆球体，还有些是不规则的“碎片”。

平时，血小板排列在血管内壁的两旁。如果血管某处一旦有了损伤，它们立即赶到“出事地点”，相互黏集在一起，而且越聚越多，黏成一团，同时释放出少量肾上腺素等物质，使血管收缩，形成血小板血栓，然后再释放出一些凝血因子，促使伤口处的血液凝固。医学家认为，人躯体里几乎每天都有上百次的微细血管破裂，幸亏有血小板时时奋勇堵险抢修，才使我们没有发生意外。

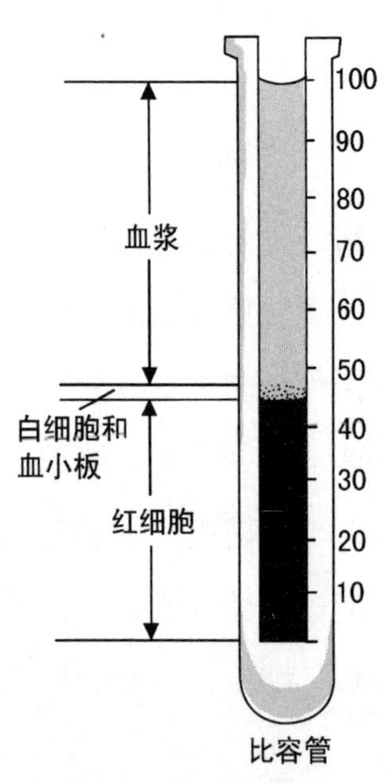

血细胞比容

如果一个人体内的血小板的数量过少，止血功能就会大大降低，说不定还会危及生命安全。但是，人体血液中的这种“抢险工程兵”过多也不行。有种病叫“血小板过多症”，患这种病的人每立方毫米血液里血小板多达几百万个。如果出现血小板过多症，大量的血小板常会聚在一块，可能形成血栓，堵塞血管，妨碍血液流动，以致引起严重的后果。

血细胞家族里还有一支保卫人体、抵御来犯之敌的“义勇军”——白细胞。

在显微镜下观察，白细胞呈球形，主要有五个“兵种”：中性粒细胞、嗜酸性粒细胞、嗜碱性粒细胞、单核细胞、淋巴细胞。前三种白细胞的细胞质内含有特殊嗜色颗粒，又称为颗粒性白细胞。

白细胞的数量比红细胞少，每毫升血液中有5000~10 000个白细胞，平均约6000个。白细胞的各兵种在白细胞总数中占有的份额多少不一：淋巴细胞占白细胞总数的20%~30%，中性粒细胞占整个白细胞总数的50%～75%，单核细胞占3%～8%，嗜酸性粒细胞占2%~3%，嗜碱性粒细胞占1%以下。

白细胞的个体比红细胞大，但行动起来却十分敏捷，因为它们能变成各种形状，以利于同细菌作战。它们经常在全身各处巡逻，遇到细菌这个入侵者，就会很快奔赴战场，英勇杀敌。有人估计，一个白细胞能够消灭20个入侵者。当然，白细胞自己也会牺牲的，那发炎化脓的地方，就留有许多白细胞的尸体。当外来的入侵者尚未消灭时，白细胞会不怕牺牲，前赴后继地冲上去。这时，医生化验血液就会发现白细胞数目增多。所以，白细胞的大量增多，往往是体内有病菌侵入，双方正发生激烈战斗呢！这时，医生往往给病人注射抗生素，来支援体内的白细胞，以彻底将病菌歼灭。

当细菌侵入身体，并在侵入的地方进行破坏活动时，细菌本身和受害的组织细胞会产生一种物质，像信号一样，能被中性粒细胞得知。中性粒细胞对细菌有着“强烈的憎恨心”，只要一发现有细菌的踪迹，它们就会从四面八方集中过去，将细菌包围、分解、吞噬。有时它们还可以穿过血管

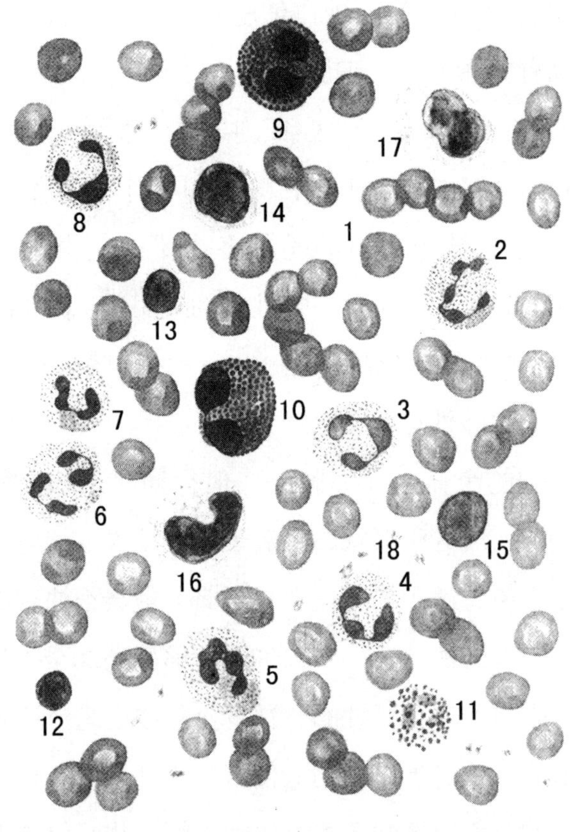

各种血细胞

1.红细胞 2～8.中性粒细胞 9、10.嗜酸性粒细胞 11.嗜碱性粒细胞 12～15.淋巴细胞 16、17.单核细胞 18.血小板

壁进入组织间隙远程追踪，直到擒拿住凶手。然后，又释放出一种物质，把被破坏的组织变成脓汁加以清除。

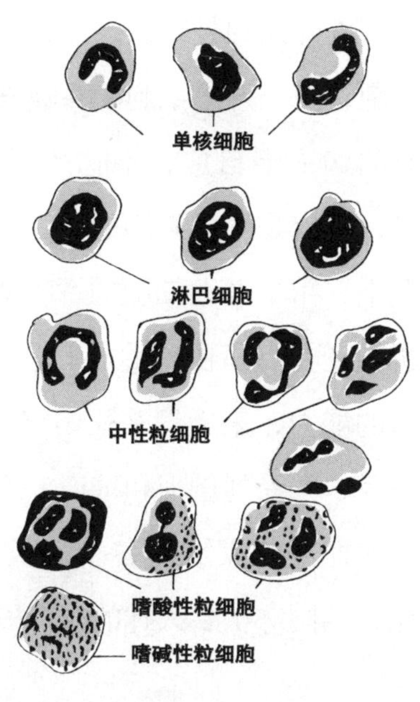

白细胞的五个“兵种”

单核细胞个体最大，相当于2～3个红细胞的体积。一般100个白细胞中有2～3个单核细胞。它们是专门埋伏在各个组织器官中的“狙击手”，一旦遇到有侵入组织器官的细菌、病毒等各种异物，就坚决消灭，毫不留情。

对付细菌、病毒等种种微生物，最厉害的要数淋巴细胞了。淋巴细胞有两种，一种叫T淋巴细胞，它有很强的辨别能力，专门识别侵入人体的异己分子并将入侵者全部围歼、吞噬掉；另一种叫B淋巴细胞，它通过分泌抗体特异性杀灭异己分子。每种抗体都有指定的攻击对象，它们专心得很，从不错杀。它们的记忆力也是无可非议的。也许你已经忘记了幼儿时期接种的脊髓灰质炎的疫苗，但你体内的脊髓灰质炎抗体却时刻牢记在心，当脊髓灰质炎病毒再次侵入你体内时，抗体就与病毒进行殊死的搏斗，最后同归于尽。此时，血细胞中的巨吞噬细胞就会来打扫战场，将死亡的细胞一一吃掉。用不了多久，同样的抗体又会补充进来。淋巴细胞不仅杀灭外来的侵略者，还严密监视体内衰老、死亡和突变的细胞，一个淋巴细胞能吞噬5~10个癌细胞。在癌症病人中，有的病人会自愈，不吃药不开刀，恶性的癌细胞自己消失了，这就是淋巴细胞的功劳。当然，这种情况很少。多数情况下，由于淋巴细胞的吞噬速度不如癌细胞的繁殖速度快，所以还要靠药物和手术来进行治疗。现在，通过增加淋巴细胞的能力，来大量杀死癌细胞，已成为治愈癌症的一条有效途径，并受到重视和推广，这在医学上叫作免疫疗法。

血细胞家族的各个成员就是这样，分工明确，精诚团结，共同守护着人体的生命安全。

● 血浆和血清

血浆和血清就像是一对孪生兄弟常常被我们一块提起。血浆常常又被比喻为江河中的“载舟之水”。那么，血浆和血清有什么区别呢？

一般来说，血液没有经过凝血过程（如加入抗凝剂或及时离心分离）而得到的液体部分叫血浆；经过凝血过程而得到的液体部分叫血清。下面我们通过一个试验来看看血浆和血清的区别：从动物体内抽取一些血液，分别放入加有少量防止血液凝固的抗凝剂（如柠檬酸钠）和不加抗凝剂的两个试管里，做好标记，直立放置，准备观察。

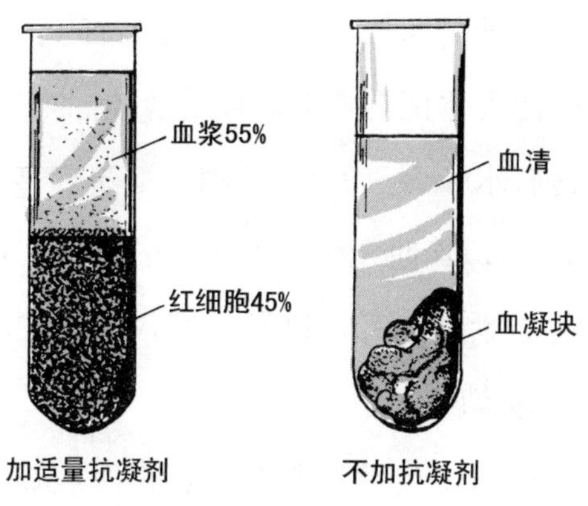

血浆和血清

加有抗凝剂试管里的血液，静置12小时以后，明显地分为上下两部分。上面半透明的液体是血浆，约占血液总量的55%；下面深红色的部分是红细胞，约占血液总量的45%；在血浆和红细胞之间，有一薄层白色的物质，是白细胞和血小板。

未加抗凝剂试管里的血液，很快凝固成血凝块，血块周围的液体就是血清。

从这里我们可以看到，血浆和血清同是血液的液体成分，它们最主要的区别在于血浆中含有纤维蛋白原等和凝血有关的物质成分；血清中没有纤维蛋白原，因为这些细丝状的纤维蛋白原像一张张开的大网将血细胞网罗于其中，并与凝血物质一起形成了血凝块。所以血清中没有纤维蛋白原，它不会凝固，而且比血浆更澄清、透明。

血浆不仅能使血细胞悬浮其中，而且对维持人体内酸碱平衡、调节渗透压和体温正常都有十分重要的作用，在脂类物质的运输、血液的凝固和对细菌、病毒的战斗中也少不了它。血浆是维持人体正常功能的重要液体。

血浆中含有水90%～92%，蛋白质6%~7.5%，胆固醇等脂类物质约0.7%，其他无机盐0.75%～0.9%。还有数量极少但作用极大的激素和酶等，以及一些代谢产生的废物，如肌酐、尿素氮，等等。

蛋白质是血浆中含量最多的固体物质，起着多方面的作用。血浆蛋白至少有30多种，分为白蛋白、球蛋白和纤维蛋白三类，血清中只有白蛋白、球蛋白。健康人的血清中白蛋白的含量大约为球蛋白的一倍。

除了与凝血有关的物质外，绝大多数化学成分的含量，在血浆和血清中差别很小。这些化学成分的含量虽然在人体内不是一成不变的，但对于健康人来说，每种化学成分的浓度一旦发生大幅度的变化，超出一般变动范围，则往往表明人体健康情况出现了问题，医生可以通过检测这些物质浓度的变化来诊断疾病和制订治疗方案。

● 红细胞的“身份证”

生活中，每个成年人都有证明自己身份的证件——身份证，难道红细胞也有自己的“身份证”吗？

我们先来做一个试验：准备好A型和B型标准血清。鉴定时，取一张洁净的载玻片，在载玻片的左半边加一滴A型血清，在载玻片右半边加一滴B型血清。然后在每侧的血清上各加一滴受检者的红细胞血悬液（一滴血液与1毫升生理盐水相混合而成），轻轻摇动玻片，使血清与血悬液混合均匀，静置5分钟后，观察红细胞的凝集反应。

如果受检者的红细胞与A型血清发生凝集反应而与B型血清不发生凝集反应，则此受检者为B型血；如果受检者的红细胞与B型血清发生凝集反应，而与A型血清不发生凝集反应，则为A型血；如果受检者的红细胞与两种血清都发生凝

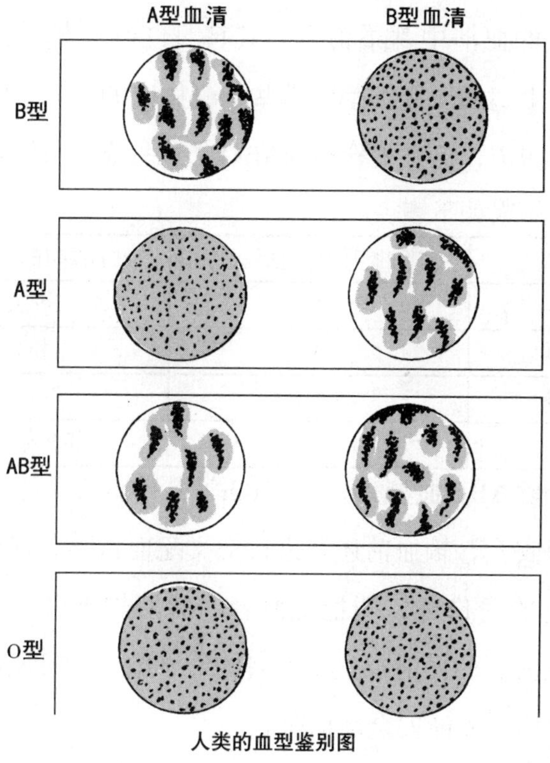

人类的血型鉴别图

集反应，则为AB型血；如果受检者的红细胞与两种血清都不发生凝集则为O型血。这是为什么呢？

原来，人的红细胞表面有两种抗原，分别叫A凝集原和B凝集原。在人的血清中还有与抗原相对应的两种抗体，分别叫抗A凝集素和抗B凝集素。如果A凝集原与抗A凝集素相遇，或者B凝集原与抗B凝集素相遇，红细胞就会凝集成团，不久这些红细胞又破坏解体，发生溶血。所以，红细胞上所含有的特殊的凝集原就是它的“身份证”。也就是说，红细胞上有A凝集原的称A型，有B凝集原的称B型，同时含有A、B两种凝集原的称为AB型，两种凝集原都没有的称为O型。但任何人的血清中都不含有与其自身红细胞相作用的凝集素。医学上，按照红细胞所携带的凝集原的不同，将人类血型划分为四类，这种划分称为ABO血型系统。ABO血型的凝集原和凝集素如下表：

血型	红细胞膜上的凝集原	血清中的凝集素
A	A	抗A
B	B	抗B
AB	A和B	无
O	无	抗A和抗B

人类除ABO血型外，尚有Rh等其他许多血型。因此，为了确保安全，输血前还要进行交叉配血试验，仔细查验不同血细胞的身份证，即把受血者的血清加上供血者的红细胞，把供血者的血清加上受血者的红细胞，如证明两者都不发生凝集后，才能安全地输血。

ABO血型的发现历程

我们经常看到这样的报道，一名因车祸而大量失血的危重病人被送进了急救室，医护人员在确定了他的血型之后，立即对他进行输血抢救，一滴滴殷红的鲜血缓缓进入病人体内，病人得救了，医护人员和病人家属的脸上都露出了欣慰的笑容。

输血在医院里已是司空见惯的事情了，无数的危重病人通过输血保全了生命。追根溯源，我们是不应该忘记开拓科学输血事业的先驱者们的。

1665年的一天，英国解剖学家查理·苏卫尔看到一条小狗出了意外，失血过多，小狗濒临死亡。查理·苏卫尔灵机一动，想出了一个可能拯救小狗生命的方法。他尝试着将一条健康狗的血管间接地与那条奄奄一息的小狗的血管相连通，过了一会儿，奄奄一息的那条小狗神奇地起死回生了。查理·苏卫尔的这种使濒临死亡的小狗体内的血液得到补偿的有效方法，使人们第一次认识到在不同个体间输血是可能的。这个300多年前的实验为后来的输血技术的发展奠定了基础。

1668年，法国医生丹尼斯看到一名17岁的男孩因长期发烧而脸色苍白、四肢乏力，便把少量新鲜的羊血缓缓注入他的体内，这个患病的孩子十分幸运地活了下来。丹尼斯因而成为世界上第一个给人输血的人。不久，一名年轻的妇女恳求丹尼斯把性情温顺的羔羊的血液输入到她那性格暴戾的丈夫的身体里，以改变她丈夫的暴戾的性格，但是很不幸，就在丹尼斯为这名男子输入羊血时，悲剧发生了，这名男子的心跳加快，痛苦万分，最后在一阵歇斯底里的狂躁后死去。丹尼斯医生因此被指控为“过失杀人”而入狱，从此以后再也没有人敢用输血方法为人治病了，输血研究一时陷入了僵局。

直至19世纪初期，输血问题又有人开始研究。英国医生布伦德尔研究了历史上的输血案例后发现，同种动物之间的输血大都获得成功，异种动物之间输血则几乎全部失败。因此，他认为必须给病人输人血。1818年的一天，布伦德尔接收了一位难产的孕妇。在孕妇生产时突然发生了大出血，孕妇的生命危在旦夕。为了挽救孕妇的生命，善良的布伦德尔给这位孕妇输入了一名健壮男子的鲜血，孕妇转危为安。

布伦德尔成功后，输血成为挽救危重病人的手段。人们发现，输血成功的概率大约是1／3。有的人输血后红细胞发生凝集现象，轻者休克，重者丧命，这是输血失败的主要原因。但是，人们不清楚红细胞凝集的原因，曾千方百计地用多种化学药品防止凝集反应的发生，可是均不见效。

解开红细胞凝集之谜的是美籍奥地利病理学家兰德斯

泰纳。

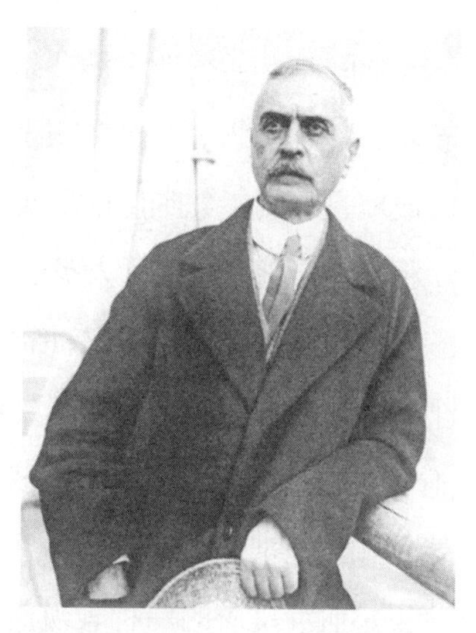
奥地利科学家兰德斯泰纳

兰德斯泰纳，1868年6月14日出生在奥地利首都、音乐名城维也纳。他的父亲是一位著名的法学博士。兰德斯泰纳没有迷上音乐，也没有迷上法学，而是从小爱上了医学。因为在他家附近有一所医学学校，年少的兰德斯泰纳放学后常到这所学校去玩耍，他胆子很大，看老师和学生做医学试验、解剖尸体他一点也不害怕。逐渐地他对医学有了兴趣，便常从医学学校借来一些医学书籍看，他特别爱看那些有插图的书，他读这些医学书觉得像读故事书一样有趣。

1885年，兰德斯泰纳考入了维也纳大学，踏入了医学的殿堂。刚开始时，他感到十分兴奋，觉得自己学会了很多医学知识。不久，兰德斯泰纳就发现自己原来掌握的那点知识犹如沧海一粟，于是他开始发奋学习，认真观察标本，动手解剖人体。6年过去了，兰德斯泰纳成为了一名有丰富医学知识和临床经验的医学博士。这时候他可以去工作了，但他不愿做一名普通的医生，立志要在医学研究上做出大成就。为了日后研究的需要，兰德斯泰纳又专程到德国维尔茨堡大学拜师学习化学知识。

1897年，兰德斯泰纳开始致力于血清学的研究。他立题新颖，探索深入，10年间共发表了175篇论文，其中最伟大的成就是看到了红细胞的凝集现象，并证明这是血清反应的一种表现，进而发现了人类的ABO血型系统。

1900年的一天，兰德斯泰纳把一个人的红细胞与另一个人的血清混合时，看到了红细胞凝聚在一起，成为一簇簇不规则的团块。即使用力振荡，这些成簇成团的红细胞也不能散开。他把这种现象称为红细胞的凝集反应。这种红细胞凝集是血清反应的一种表现。兰德斯泰纳认为，红细胞在异种血清的作用下发生凝集反应，是因为红细胞表面含有一些抗原性物质，他把这种物质称为凝集原；而血清中则含有相应的特异性抗体，统称为凝集素。如果含有某种凝集原的红细胞遇到了与它相对抗的凝集素，则会发生一系列抗原抗体反应，使红细胞凝集成团。经过多次试验，深入调查，兰德斯泰纳发现了在人类的红细胞中，主要含有两种不同的凝集原，分别称为A凝集原、B凝集原；在血清中，也有两种凝集素，分别称为抗A凝集素、抗B凝集素。他把红细胞中含A凝集原的血液，称为A型血；把红细胞中含B凝集原的血液，称为B型血；同时含有A、B两种凝集原的血液，称为AB型血。

1902年，兰德斯泰纳的助手们又发现了有些人的血液中既不含有A凝集原，也不含有B凝集原，他们把这种血液，称为O型血。

综合兰德斯泰纳及其助手们的研究，可以说，人类的

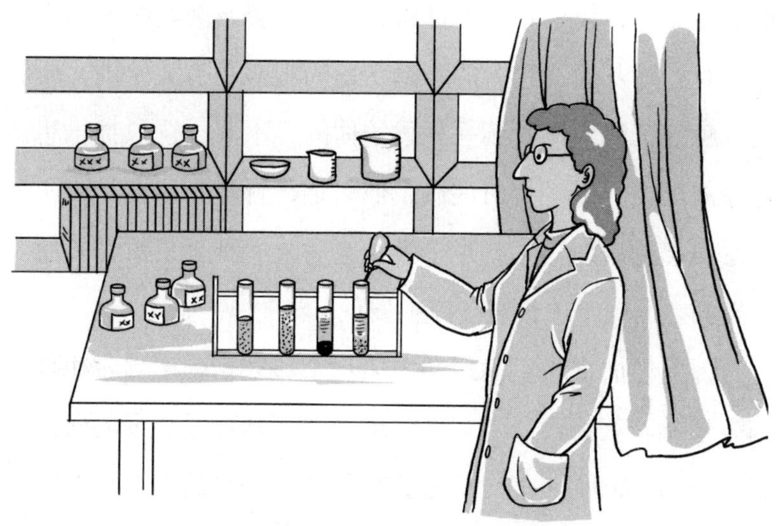

人类血型的发现经过了一个长期的探索过程

ABO血型系统中有4种血型：A型、B型、AB型、O型。

这4种血型的血清中所含有的凝集素是：A型血含抗B凝集素；B型血含抗A凝集素；AB型血不含任何凝集素；O型血含抗A、抗B两种凝集素。同型血之间可以相互输血，AB型血的人可以接受其他各型血的血液，而O型血可以输给其他各型的受血者。若不按上述规律输血，则往往会发生严重的抗原抗体反应而导致受血者死亡。

兰德斯泰纳发现血型之后，在医学界并未马上引起重视，大多数人并不了解这个成果的意义，这时的兰德斯泰纳仍是个默默无闻的小人物。他必须继续为之努力。

1908年，维也纳大学聘请兰德斯泰纳担任病理学教授，并为他提供了良好的实验设备和充足的科研资金。兰德斯泰纳不负众望，第二年就在征服脊髓灰质炎方面奏响凯歌。他通过对脊髓灰质炎患者的脊髓切片的观察及有关处理，研制出一种混合液，注射到一只猴子体内，不久，这只猴子患了脊髓灰质炎。进一步研究后，他断定，脊髓灰质炎是由一种病毒引起的疾病。大约半个世纪之后，一种真正对付脊髓灰质炎的“武器”才被科学家们发现。

因发现血型，兰德斯泰纳荣获了1930年的诺贝尔生理学和医学奖。获奖后，兰德斯泰纳并未离开自己热爱的实验研究。1940年，他宣布又发现了Rh因子和一种新的血型系统。

兰德斯泰纳把科学研究当成人生的最大乐趣，生命不息，工作不止。1943年6月26日，年已76岁高龄的兰德斯泰纳在纽约洛克菲勒研究所实验室的工作台上，拿着一根玻璃管做实验，因心脏病发作而猝然倒地，从此再也没有站起来。兰德斯泰纳就是这样把自己的一生都献给了人类的科学事业。

ABO血型系统的发现，使输血获得了最终的成功，从而挽救了成千上万人的生命。同时，兰德斯泰纳发现的红细胞的凝集现象，作为血清免疫反应的一种表现，揭开了人类探究免疫系统本质的新篇章。

二、人体内的“红色河流”

● 发现血液循环的艰难历程

如果把人体内奔流不息的血液比喻成一条“红色河流”，那么，这条河流在人体内是怎样流动的呢？人类对这个问题的认识经历了一个漫长而曲折的历程，在它的发现的历史长河中，洒满了科学先驱者的鲜血，这同样又是一条红色的历史长河。

早在公元2世纪，古罗马的名医盖仑通过对活体动物的解剖与观察，发表了心血运动的观点，创立了一种血液潮汐理论。他认为：血液是在肝脏中制造出来的，吃进去的食物中的营养成分，经消化后以乳糜形式进入肝脏变成血液，然后由腔静脉送入右心室。右心室中的血液经过心脏隔膜的微孔进入左心室，心脏舒张时，通过肺静脉将空气从肺吸入左心室与血液混合，血液中的废气和废物经静脉排到肺中，再

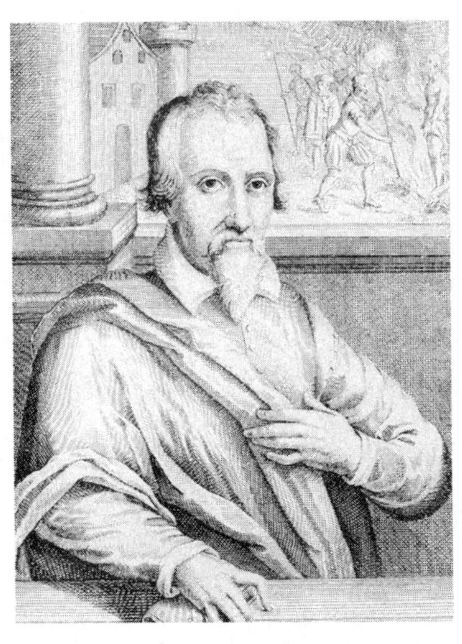
西班牙科学家塞尔维特

经过心脏中由上帝赐给的热能的作用，使左心室的血液充满着生命的精气。这种血液沿着动脉涌向身体的各部分，使各部分执行生命的机能，然后又退回左心室，如同涨潮和退潮一样往复运动。右心室的血液则经过静脉涌到躯体各部分提供营养物质，再退回右心室，也像潮水一样运动。在当时，盖仑被公认为是医学知识的集大成者，所以他的血液运动理论自然不容置疑，被广为流传达1000多年之久。

16世纪中期，比利时医生、解剖学家维萨里在解剖动物时发现，动物心脏的中隔很厚，没有可见的孔道。维萨里认为盖仑的关于左右心室相通的观点是错误的，他大胆地违反当时教会的禁令，向盖仑的理论提出了挑战。追求科学，探索真理是要付出代价的，最后，维萨里被教会迫害致死。

西班牙医生塞尔维特是维萨里在巴黎大学读书时的好友，他继续进行着被教会禁止的人体解剖试验。塞尔维特经过试验研究发现，血液从右心室经肺动脉进入肺，再由肺静脉返回左心室，完成一次循环过程。这一发现称为肺循环，又叫小循环。塞尔维特的肺循环理论是生理学发展史上的一次革命，他的这一发现首先发表在1553年秘密出版的《基督教的复兴》一书中。塞尔维特的发现触犯了当时被教会奉为“圣经”的盖仑学说。1553年10月27日，年仅42岁的塞尔维特被宗教法庭判处火刑，被活活烧死了！他的著作也几乎被焚烧一光。

尽管如此，在探索科学真理的道路上，不断有执着的追求者。意大利学者法布里修斯在他的著作中详细描述了静脉中瓣膜的结构、位置和分布。静脉瓣膜的发现又使血液循环学说的建立向前推进了一步，遗憾的是，法布里修斯没有认识到这些瓣膜的意义，他仍然信奉盖仑学说，就这样，彻底解开血液循环之谜的历史使命就落在了法布里修斯的学生——哈维的身上，在医学史上，哈维被公认为是血液循环的真正发现者。

哈维出生在英国一个富裕之家。哈维16岁进入剑桥大学学习，毕业后又到意大利帕多瓦大学向法布里修斯学习解剖学。哈维留学期间，物理学大师伽利略正在这里任教。这位近代实验科学大师所倡导的实验—数学方法和力学自然观，对许多的学科领域产生了很大的影响，哈维得

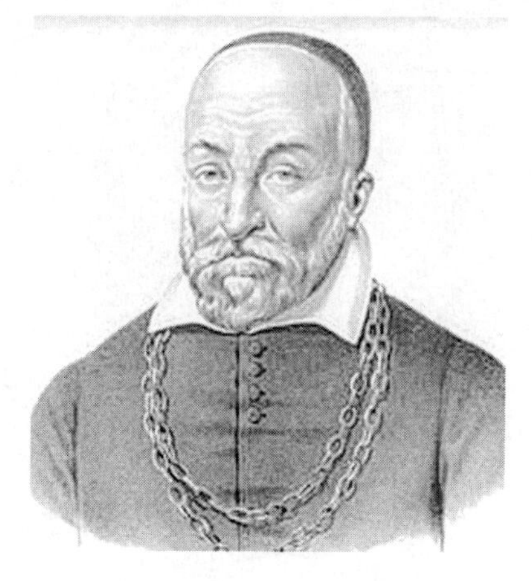

意大利科学家法布里修斯

益匪浅。他深深懂得：无论是教解剖学还是学解剖学，都要以实验为依据，而不应当以书本为依据。

1602年，哈维获得博士学位回国，并在伦敦开业行医。后来，他和伊丽莎白女王御医的女儿结了婚，这桩婚姻对他的事业大有帮助。他成为皇家医学院的医生，后来又做过英王的御医。哈维与英王的关系非常亲密，英王对哈维的科学实验非常支持，常亲临现场观看哈维做实验。

哈维对大量的动物进行了活体解剖、结扎、灌注等实验，同时还做了大量的人的尸体解剖，积累了很多观察和实验记录的材料。哈维从实践中开始怀疑盖仑的血液运动论。在解剖一些大动物时，哈维仔细观察了心脏的内部结构，发现心脏的左右两边各分为两个腔，上下腔之间有一个瓣膜相隔，这个瓣膜只允许上腔的血液流到下腔，而不能倒流。他还发现心脏犹如一个水泵，当它收缩的时候，血液就被压出去。那么，血液从心脏出来后，又流动到哪里去了呢？

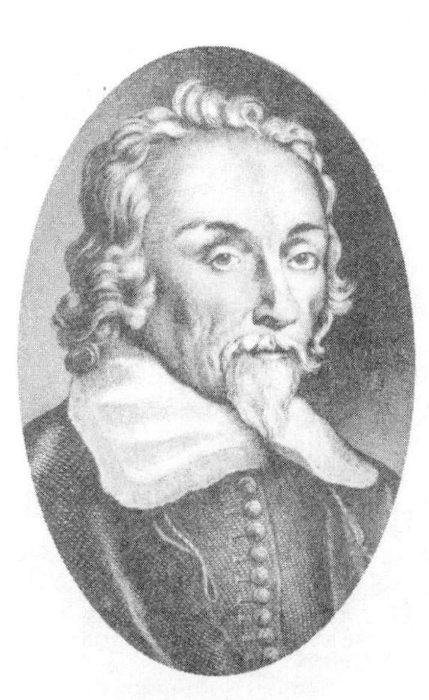
英国科学家哈维

哈维接着研究静脉与动脉的区别，他发现动脉壁较厚，具有收缩和扩张的功能；静脉壁较薄，它里面的瓣膜使得血液只能单方向流向心脏。结合心脏的这些结构特点，哈维断定：生物体内的血液是单向流动的。为了证实这一想法，哈维请来了一名身体消瘦、臂上大静脉清晰可见的人。他用绷带扎紧这人的上臂。过了一会儿，摸摸绷带以下的动脉，无论在肘窝还是在手腕，都不跳动了，而绷带以上的动脉，却跳动得更厉害；绷带以上的静脉瘪下去了，而绷带以下的静脉却鼓胀了起来。这表明心脏中的血液来自静脉，而动脉则是心脏向外泵出血液的通道。

哈维的体内血液流动实验，证明了盖仑学说的血液潮汐论是错误的。哈维的另一个定量实验更否定了盖仑的理论。他进行心脏解剖时，以每分钟心脏跳动72次计算，每小时由左心室注入到主动脉的血液流量相当于普通人体重量的3倍多。即使心脏只送出1／4的血液，1小时通过的血液也相当于一个人的体重，这么大量的血不可能马上由摄入体内的食物供给，肝脏在这样短的时间内也决不可能造出这么多的血液来。反过来，割开动物或人的血管，就可以在不到半小时的短短时间内把全身动脉、静脉的血全放尽。根据这些试验结果，哈维得出结论：血液在体内是循环的。

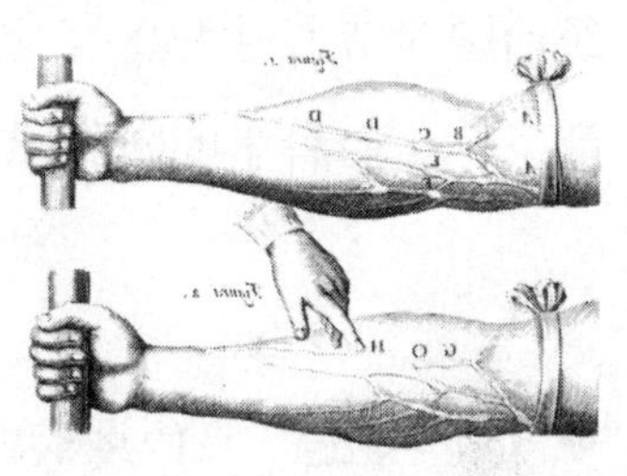

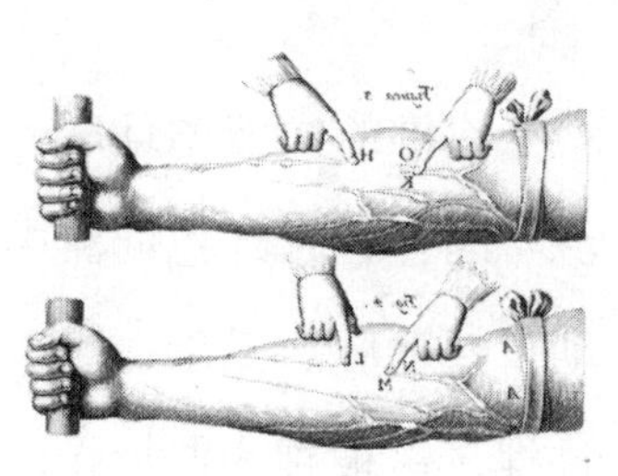

哈维的血液单向流动示意图

1616年，哈维在演讲中宣布了他的血液循环理论。他说，在心脏收缩时，心脏里的血液流到动脉里；而静脉里的血液又流回到心脏。总之，血液在体内是循环的。哈维的演讲没有引起多大的反响。他深入研究，总结整理撰写成了一部划时代的专著《心血运动论》。

哈维发现了血液循环，但在当时的条件下，他并不清楚血液是怎样由动脉流到静脉的。在哈维逝世后的第4年，意大利科学家马尔比基在显微镜下观察到了毛细血管的存在。正是这些肉眼看不到的微小的血管，把动脉和静脉连接起来形成了一个“可循环的管道”。这样，哈维血液循环理论也就更完美、更成熟了。

革命导师恩格斯高度评价了哈维的科学成就。他指出：“哈维由于发现血液循环而把生理学确立为科学。”至此，统治医学界长达1500年之久的盖仑“血液潮汐论”被彻底推翻了，生命科学的新纪元到来了。

● 人体中的“红色运输线”

哈维的血液循环理论更进一步证实，人体内的“红色河流”的存在，红色河流中的血液借助人体内心脏的节律性搏动，经动脉、毛细血管、静脉，最后返回心脏完成整个循环过程，这被称为血液循环。血液循环是在密闭的心血管系统中进行的。心脏和血管组成循环系统。其中流淌血液的血管好像是人体内四通八达的交通线，人们常把它形容成人体内的“红色运输线”。

我们每天吃喝的各种营养物质，都是经过消化系统的吸收，随着血液循环运送给了躯体内的亿万个细胞；我们呼吸，吸入的氧气也经过肺进入毛细血管中，经血液循环送达各个细胞，再由细胞分解营养物质释放出生命活动的能量。同时，血液循环又及时地把身体里各个角落中的二氧化碳和细胞代谢产生的废物运到肺、肾和皮肤，排出体外。

根据血液循环路径的不同，整个血液循环可分为三个部分。

首先是环绕全身的大循环。含氧丰富的动脉血由左心房流入左心室，从左心室搏出，经主动脉、中动脉、小动脉，不断分支流到全身的毛细血管（肺泡毛细血管除外），把养料和氧气交给身体的“基层组织”，并收回废物和二氧化碳，使动脉血变成静脉血。静脉血再汇入小静脉、中静脉、大静脉，最后经过上腔静脉、下腔静脉流回到右心房。这种围绕身体进行的大循环，又叫作体循环。一个红细胞在体循环里周游一圈，仅需20～25秒。

其次是环绕肺脏的小循环。全身返回心脏的、含二氧化碳较多的静脉血，由右心房流入右心室，从右心室搏出，经肺动脉及其分支流到肺泡毛细血管，并在此“放出”二氧化碳，吸进新鲜的氧气，这时暗红色的静脉血就变为含氧较多的、颜色鲜红的动脉血，再经肺静脉流回右心房。这种围绕肺脏进行的路途较短的小循环，又称为肺循环。一个红细胞在肺循环里周游一圈仅需4～5秒。

最后是连接小动脉和小静脉之间的微循环。微循环主要是由毛细血管组成。因为毛细血管是完成运输任务的“目的地”，所以它又叫“末梢循环”。人体中的毛细血管有1000亿到1600亿根。这些毛细血管可以保证人体中的细胞生活在一个既不旱也不涝、既不太酸也不太碱，而且具有适当营养的环境中，对于人体健康有重要作用。

血液循环不仅能运送养分、氧气、二氧化碳和废物，还能把人体重要的激素等物质送到各自的目的地。

● 红细胞穿行的线路——血管

现在我们都知道，红细胞随血液一起在人体内封闭的血管腔中流动。人体任何部位被刺破，都会流出鲜血，可见血管在人体内是无处不在的。

有人曾计算过，一个成年男子身上的血管，大大小小竟有1000多亿条。假如将它们首尾连接起来，将长达10万千米以上。10万千米是一个怎样的概念呢？能够环绕地球赤道两周半！

血管有动脉、静脉和毛细血管三种。

什么是动脉呢？动脉是与心室相连、负责把心脏挤出的血液送往全身各个器官的血管。从左心室发出的主动脉又不断地分支形成中动脉、小动脉及更细小的微动脉，从左心室出来的血液中的红细胞就沿着这条路径把氧气、养料带到组织、器官，交给细胞利用。红细胞在动脉内的流速依据心脏的收缩或舒张而有所不同。在大动脉管里，当心脏收缩时，血管侧壁压力增大，使红细胞的前进动力也增加，这时，血液流速可快到每秒钟走1米远。当心脏舒张时，血管侧壁压力减小，使红细胞的前进动力也明显减小，这时的红细胞每秒只能走0.16米。

心脏每分钟跳动几十次，动脉血管也被血液冲击几十次，同时，血液在管道内快速流动时对血管壁会产生巨大的侧压力。即使这样，被冲击和挤压几十年的动脉血管依然坚固，这就不得不对它特有的结构而惊叹了！

动脉血管的管壁较厚，从外到内依次分为三层：最外面的一层叫作保护层；中间一层最厚实也最重要，主要由弹力组织和肌肉组织组成，形成一个柔软结实富有韧性的厚垫子，它是动脉的“支柱”，经得起血液无数次的冲击，就像坚固的长堤，毫不动摇；最里面一层，十分平洁光滑，使血液能畅通无阻地通过。

当然，随着年龄的增长，尤其因肥胖及各种病理因素的影响，动脉血管也会变化，弹性逐渐变差，尤其是大中型的动脉，原来光滑平整的内膜层会变得粗糙，血液中像米粥一样的灰色胆固醇类物质，逐渐沉积附着在血管壁上，这就是

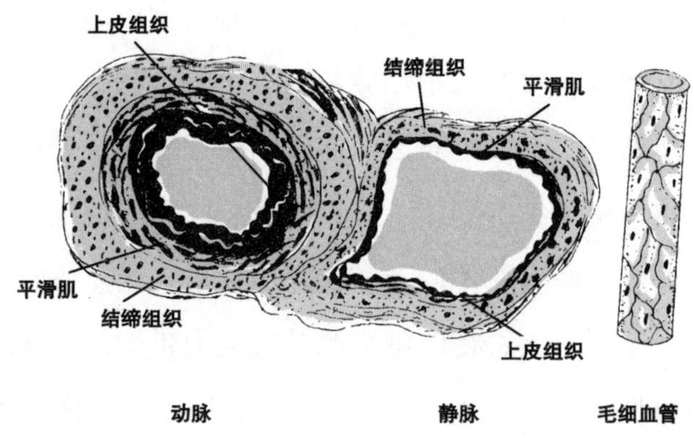

几种血管比较示意图

平时老年人体检时常出现的“动脉粥样硬化”，出现动脉粥样硬化的血管腔就如同泥沙淤积的河流一样，使血液流通受到影响。

从结构上说，毛细血管是人体内分布最广、口径最小的血管；从功能上看，毛细血管又是血液与组织细胞进行物质交换的“装卸点”。当血液中的红细胞把组织细胞需要的氧气、养料带到地点之后，就会交出去，同时把组织细胞代谢过程中产生的一些废物，如二氧化碳、尿素等捎走。与担负着机体物质交换的重任相适应，毛细血管管腔极细，细得需要红细胞们排成单行、侧着“身子”才能勉强缓慢地通过。在这么细的管腔中穿行，红细胞的行走速度自然就很缓慢，这样红细胞就能比较从容地“装卸”各种“物资”了。毛细血管是动脉和静脉的联结网，它们使血液“无法”越轨流到血管外面来，保证了血液循环往复运行。

静脉是血液由全身各器官流回心脏时所经过的血管。此时卸掉氧气的红细胞与随行的二氧化碳、废物等一起，不断地从各处的毛细血管汇集，开始沿着另一套管道向回行走，这条线路叫静脉。也就是说，静脉的任务是将动脉送往全身各处去的血液收集起来，再送回心脏。静脉管壁的结构与动脉相似，但管壁较薄、管腔较大，有的管腔大得足以放进一只乒乓球。静脉里的血流是非常平缓的，由于较大的静脉内都具有向内折叠而形成的静脉瓣膜，这些瓣膜抗地心引力，可以有效地阻止血液的倒流问题。

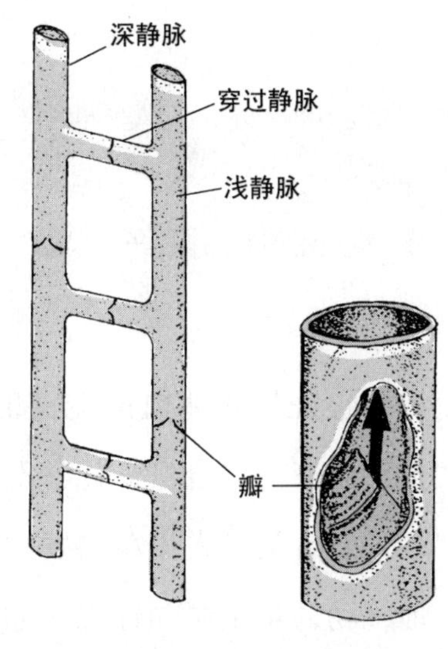

静脉瓣示意图

静脉中的红细胞由于已经把绝大部分的氧气和养料交给了组织细胞，也就是说静脉血是缺氧的状态，所以静脉中的血液颜色呈暗红色。平时，我们手背上在皮下清晰可见的那一条条“青筋”就是静脉血管。

红细胞及其“家人”由心脏出发，通过动脉血管，把有用的营养物质，在毛细血管网处带给各组织细胞；同时带走组织细胞的代谢废物，经过静脉血管回到心脏，这就是人体内的“红色运输线”。红细胞每时每刻都在这条运输线上繁忙地工作着，才使我们的生命活动始终有条不紊地进行下去。

● 生命的发动机——心脏

心脏是人体血液流通的动力站，因为心脏一刻不停地推动血液流遍全身，让身上的亿万个细胞“吃饱喝足”；同时，心脏又是人生命的发动机，这台发动机总是在不知疲倦地跳动，是生命的标志，如果它稍有懈怠，“自作主张”地休息几分钟，那人的生命可就危在旦夕了。

心脏这台发动机，威力这么大，它的个儿头也一定不小吧！其实不然，“生命发动机”的体积很小，它的大小和我们每个人自己的拳头差不多。

心脏位于人体胸腔的左上方，横膈的上面。心脏的前面有胸骨，后面有食管、胸主动脉和脊柱，左右两侧均被肺脏所包围。也就是说，心脏被软禁在外形颇似鸟笼的胸腔内。这样，当人不小心摔跤或被重物撞击时，心脏可以免受震颤或损伤。

心脏壁主要是由特殊的心肌构成，心肌的主要特性是自动节律性，它是心脏不知疲倦地收缩和舒张的物质基础。

心脏是一个非常巧妙的“发动机”，其内部是中空的，中间一层“隔板”将心脏分成左右两边，每边又分成上下两层。上面的叫心房，下面的叫心室。左边的左心房与左心室是相通的，右边的右心房与右心室是相通的。

当左心室收缩时，就把含氧和养料丰富的动脉血挤到全身，为全身的组织细胞送去生命之氧；当细胞新陈代谢过程中产生的二氧化碳进入血液后就成了暗红色的静脉血，最后汇总到上下腔静脉，从右心房注入右心室；当右心室收缩时，静脉血被压入肺，在那里静脉血可“吐故纳新”，重新变成含氧多的动脉血，最后经过左心房回到左心室。心脏这种巧妙的结构，保证了人类得以正常地生活、劳动。

心脏里的血液为什么一定由心房流到心室，再由心室流到动脉而不能倒流呢？原来，在心室和心房或者与血管相接的地方，都“装”有防止血液倒流的“门”——瓣膜。在左房室之间是一扇由两片瓣膜组成的“门”，医学上称为二尖瓣；右房室之间装有一扇由三片瓣膜组成的“门”，医学上称为三尖瓣。另外，在左心室与主动脉之间装着主动脉瓣，右心室与肺动脉之间装着肺动脉瓣。这些瓣膜的设置，使得心脏在收缩时，血液只能由一个地方进入另一个地方，有固定而明确的前进方向，血液流过后，“门”就立刻关闭得严丝合缝，血液一丁点儿也不能倒流。有的人患有先天性的心脏病就是因为有的“门”关闭不严，使动脉血和静脉血造成混合，给健康带来很大的危害。

心脏上的这些“门”的工作量极大！有人计算过：这些“门”1分钟开关达70~80次，如果一个人活到80岁，他心脏

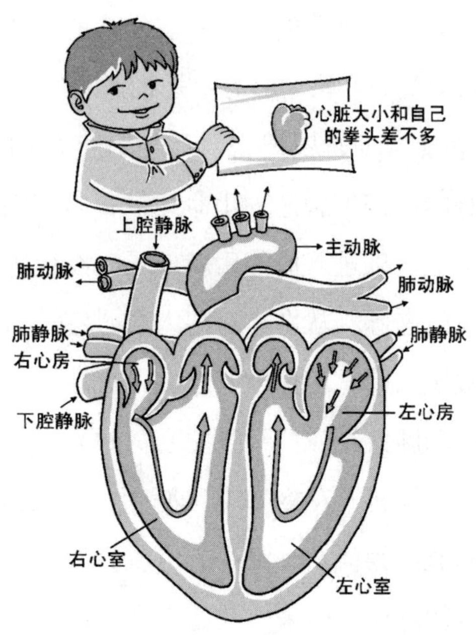

我们心脏的结构和大小

上的瓣膜就要浸泡在微酸性的血液之中，受着湍急流动的血液的强力冲击，连续不停地、无差错地开关近30亿次！所以有人说，心脏里的瓣膜是世界上最坚固的“门”。

一个人全身血液总量约为6000毫升，心脏每分钟共输出5000毫升的血，因此，心脏每分钟差不多要把体内的血液环流一遍。如果按每分钟跳动75次，每跳动一次排出大约70毫升血液计算，那么一天24小时，每小时60分钟，我们就可以列出这样一个算式：24（小时）×60（分钟）×75（次）×70（毫升）=7 240 000（毫升）。照此算来，每24小时健康成年人的心脏要排出血液达8000千克，一昼夜将推动全身血液在身体里奔跑1448次。当一个人活到60岁时，则他的血液流经的路程约为1500万千米，相当于绕地球赤道370圈。到80~90岁时，人的心脏在长时间内所做的工作已经远远超过了人类所设计的最好的机械泵。100岁老人的心脏已经跳动了36亿次以上，泵出的血液超过了2.88亿升。可见心脏所承受的工作量是多么巨大和惊人啊！

心脏如此大运动量、高负荷地运转，难道它就不会疲劳吗？

原来，“生命发动机”——心脏不仅工作效率极高，它还有一套“自动控制装置”，它们在大脑的统一指挥下，发出和传递心脏跳动的命令。一个人如果每分钟心跳75次，那么一次心跳的时间就是0.8秒，科学家们把心跳一次所需的时间称为一个心动周期。在0.8秒这一个心动周期中，心房的收缩是0.1秒，余下的0.7秒中心房的肌肉就处在“休息”阶段。心室的收缩时间是0.3秒，心室肌肉虽比心房肌肉劳累一些，但仍有0.5秒

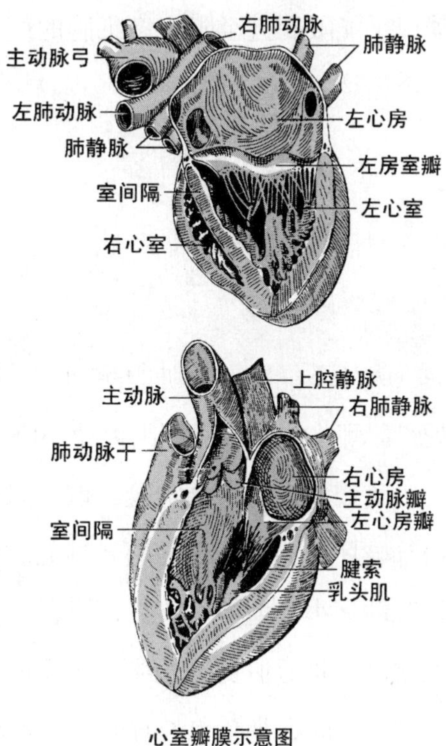

心室瓣膜示意图

是处在休息状态。可见，在心脏的每一次跳动中，实际上有一半以上的时间是休息的。正是由于心脏能够这样有劳有逸地安排工作，才能保证它连续不停地工作一辈子。

由于心脏不同部位承担的工作量不同，构成心脏壁的肌肉层的厚度也各异。心房肌层最薄，心室肌层较厚；在左右两个心室中，左心室需要花费更大的气力将血液压入漫长而曲折的体循环中，所以左心室的肌肉层最厚。

随着科学研究的不断深入，科学家们发现了一个有趣的事情：到目前为止，世界上还没有发现任何一例心脏受到癌症侵袭的病历，这也许得益于心肌不断地剧烈活动。这种活动似乎能限制甚至阻止癌细胞的产生和转移，这是为什么，至今还是一个谜。

● 心脏离体还能跳

人体不能没有心脏的跳动，心脏一旦停止工作就意味着死亡。那么，是什么原因促使心脏永不停息地跳动呢？

我们先来做一个实验：取一只活青蛙，剪去青蛙的头，用针破坏它的脊髓后，剪开蛙的胸壁，发现心脏仍在有节律地跳动。小心地剪下心脏，把它放到0.7%的盐水中，心脏继续跳动。把心脏剪成两半，半个心脏仍在搏动。心脏离体可跳动几小时，甚至更长时间。这种现象，令人惊讶不已。

心脏的功能取决于心肌的特性。心肌除与骨骼肌一样，具有兴奋性、传导性和收缩性外，还有一种独特的性能，这就是自动节律性。这是为什么呢？

原来，心脏里埋藏着一种特殊肌肉组织，叫心传导系统，靠这个系统，心脏得以保持正常的工作。在整个传导系统中，居最高领导地位的是窦房结，它位于右心房的右上方，整个心脏跳动的快慢由它控制。从窦房结这个“电站”发出的“自然之力”形成兴奋波或者说脉冲向外扩展，依次带动整个心肌。窦房结每分钟发出兴奋波70~80次，窦房结兴奋波一个接一个而来，其他部位只有完成往下传的义务，这就保证了窦房结的领导地位。所以窦房结是最高起搏点，这样的心律叫窦性心律。

虽然窦房结一统天下，但其他部位仍保持自动节律性。在房室之间还有一束组织——房室结。如果因窦房结发放兴奋波减慢，心跳慢，输出的血量不能满足身体的需要，房室结就会挺身而出，自动发出兴奋波，使心室加快跳动，保证足够的输出血量。房室结可称为第二起搏点，起“第二梯队”的作用。如果窦房结和房室结都不能正常工作，心室的束支也能发挥其自动性的权力，指挥心室收缩与舒张，这也就是“第三梯队”了。在医学上把凡是取代窦房结控制心跳，都叫异位搏动，这时的心律叫异位心律。

● 输送血液的压力——血压

我们常说：水有水压，电有电压。你可知道，在我们的体内日夜奔流不息的血液，它也能产生一种压力，这就是血压。

我们平常用的自来水需要加压才能送到高楼里。住在低层的水龙头一拧开，水就哗哗地流，而高层的自来水，常常是“涓涓细流”，这是因为水压较低造成的。

把人体比喻成一座高楼，只有保证人体这座“高楼”有足够的压力，才能使血液流动到身体里的各个角落，身体里的细胞才能得到充足的氧气和养料，保证生命活动的正常进行。

血管里的压力是从哪里来的呢？自来水需要有水泵，血液也一样，要有个泵来压挤，这个泵自然就是心脏。心脏是使血压维持在一定水平的主要因素。有了一定的血压，才能保证全身组织器官有足够的血液供给。

身体内所有的血管连成一个连续、封闭的管道，并和心脏相通，心脏不停地收缩和舒张，使血液不断地从心脏射出去，又从静脉运回来。生理学家就把血液在血管中流动时对血管壁的侧压力称为血压。平常所说的血压是指动脉血压。

当心脏用力收缩时，血液就从心脏犹如潮水般地涌入动脉血管，使动脉血管向外膨胀，这时候，血液在血管内流动，压力维持在最高，医学上称为收缩压，一般叫作高压；心脏舒张时，血管回缩，但血液并不倒流回来，而是继续向前流动。这时血管内的血液对血管壁仍然保持一定的压力，却是逐渐降低的，称为舒张压，一般叫作低压。医生记录血压时常把它写成分数形式：收缩压／舒张压。

心脏的收缩和大动脉的弹性回缩形成的压力，促使血液向远处流动，当血液通过毛细血管流入静脉时，压力已接近零，仅靠血管自身的压力是无法使血液回到心脏的。这时，周围的邻居都会来帮忙：心脏舒张将血液回抽，吸气时胸腔压力降低，血管周围的肌肉收缩挤压静脉。这就是为什么长时间以一个姿势坐着会觉得很累，起来走动走动促进血液循环后方能舒适的道理。

正常成年人的动脉血压，一般维持在收缩压13.5~18.6千帕，也就是我们平时讲的100~140毫米汞柱，而舒张压则在8~11.3千帕，也就是60～90毫米汞柱。收缩压超过18.7千帕，即140毫米汞柱，舒张压超过12千帕，即90毫米汞柱

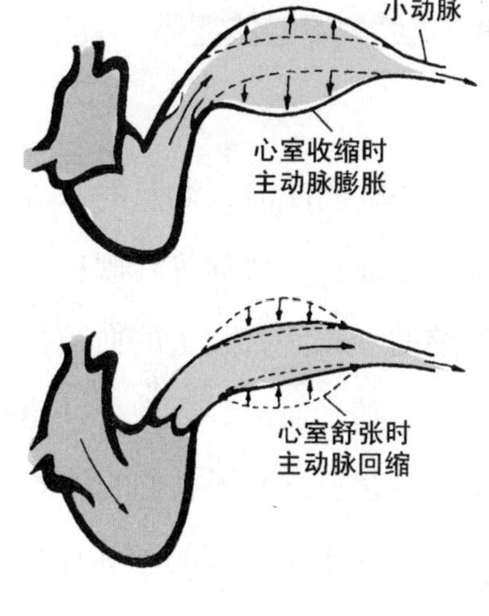

主动脉壁弹性对血液和血压的作用

的，一般称为高血压。如果收缩压低于10.6千帕，也就是80毫米汞柱、舒张压低于5.3千帕，也就是40毫米汞柱，则是低血压。

血压过高或过低都不利于身体健康。血压太高会使心脏射血时遇到的阻力过大，加重心脏工作负担，还会造成血管壁的损伤甚至破裂；血压太低会使血液不能顺利地通过各组织的血管，脑、组织、器官缺血，得不到充足的营养和氧气。人就会感到头晕，严重的会发生昏迷，不省人事。

顺便提及，大动脉管壁的弹性随年龄的增长而减退，如上年岁的人主动脉弹性减退，会使收缩压升高；随着年龄的增长，老年人小动脉也常常硬化，使血液在血管中流动的阻力增大，造成舒张压升高。

● 周而复始的体循环

奔腾的江河，湍急的水流一泻千里，拍打着江岸，掀起惊涛骇浪，气势何等壮观！其实，在我们身体里，当左心室收缩的一瞬间，强大的血流被挤入主动脉时也是如此的汹涌澎湃。随着血流，无数个“肩扛手提”着氧气的红细胞以万马奔腾之势开始了它们的体循环之旅。

起始于左心室的动脉称为主动脉，主动脉的全长分为升主动脉、主动脉弓和主动脉三段。走出心脏不远，主动脉就开始出现分支。在升主动脉处出现了守护心脏的左、右冠状动脉分支；继续前行进入主动脉弓地段，在这里，众多的血管分支主要有两个方向，一支向上，进入了人的头部、颈部及上肢；另一支向下，逐步进入各个内脏器官和四肢中去。

随着血管的逐级分支，红细胞们也就分道扬镳，奔向各自的目的地了。一部分红细胞直接进入了脑。别看脑的容积不大，重量也仅仅相当于人体重量的1／5，但脑部血液的需求量是极大的。科学家们研究发现，自左心室流出的动脉血中约有15％进入脑组织，每分钟约为750毫升的血液进入脑，为脑部的神经细胞送去所需的“物资”。有一大部分的红细胞沿主动脉弓下行，随着血液循环一起涌入了胸主动脉及腹主动脉。胸、腹主动脉再不断地分支，将血液分别引入胸腔、腹腔内的各个器官。当血液循环到达胃和小肠等消化器官时，血液不仅把氧和养料捎给组织细胞，同时还将消化器官从食物那里消化及吸收来的葡萄糖、氨基酸、维生素等多种营养物质吸收入血，这样血液中营养物质更丰富了；到肝脏时，血液中一时用不了的多余的营养物质就以糖元形式先寄存在这里，同时将肝脏在分解、解毒等代谢过程中产生的废物——尿素等再通过血液循环捎到肾脏去，及时通过肾脏的过滤作用，将尿素排出体外。

到达目的地，卸下氧气后的红细胞此时已累得“筋疲力尽”了，因为从左心室刚搏出的血液的巨大压力，沿途已经

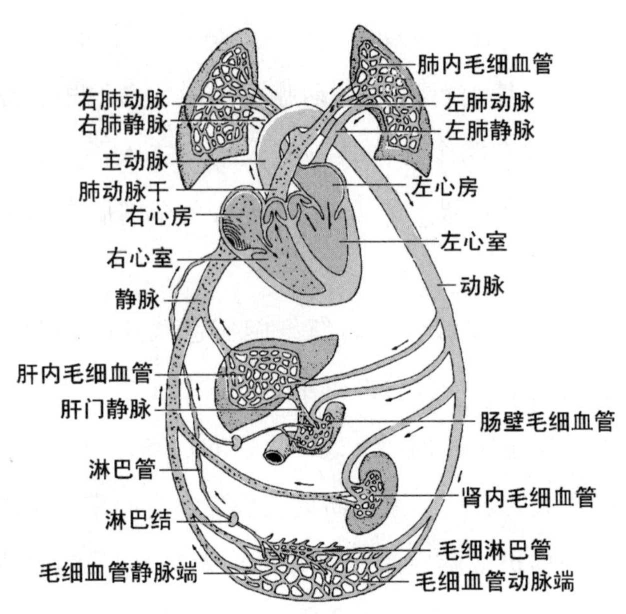

人体的血液循环

消耗得不少了，经过毛细血管这么一大片开阔地带，血流量已经很小，流速也极缓了。但是红细胞们一点儿也不能休息一会儿，因为它们知道还有很多任务在等着它们去做。疲惫的红细胞们从各个方向的毛细血管中穿过，不断向较大"路口"汇合，逐渐汇合进入微静脉、小静脉、中静脉。好在较大的静脉管里，几乎每隔上一段，就装有两扇像闸门似的半月形的瓣膜，这些瓣膜起到防止血液倒流的作用，有助于血液顺利流回心脏。最后，头部、上肢和胸背部的静脉血都汇总到上腔静脉；腹部、下肢等处的静脉血都回到了下腔静脉。上下腔静脉在入心脏前汇合，一同进入右心房。至此，环绕人体周身的体循环暂告一段落。

有人计算过：心脏是以平均每秒钟8米的速度驱使血液循环流动，也就是说，血液中的红细胞在1分钟内流动的距离约为500米，1小时为30千米，一昼夜内流动的距离为700多千米，1年约为25万千米。血液就是这样在体内周而复始地循环着。

● 吐故纳新的肺循环

在体循环里循环一圈的红细胞，随血液循环刚刚回到右心房，便又马不停蹄地到肺内迎接新来的氧气分子去了。

右心房中的静脉血向下冲开右房室瓣进入右心室。从右心室发出的进入肺脏的动脉叫肺动脉，静脉血途经肺动脉及其分支分别进入左肺和右肺。

肺是人体与外界进行气体交换的主要器官。肺像海绵一样柔软而富有弹性。支气管在肺里反复分支，最细的分支四周有许多突起的小囊泡叫肺泡。肺泡的直径有100~250微米，肺泡之间有仅由一层上皮细胞构成的薄薄的壁，有些肺泡之间还有小孔相通，使相邻的肺泡内气体压力一致。肺泡壁上包裹着一层密密麻麻的毛细血管网。这些毛细血管一端与肺动脉相通，另一端与肺静脉相通。毛细血管中的血液与肺泡中的空气相隔不到1微米，氧气和二氧化碳在这里很容易进出，所以肺泡是直接进行气体交换的地方。成年人有3亿~4

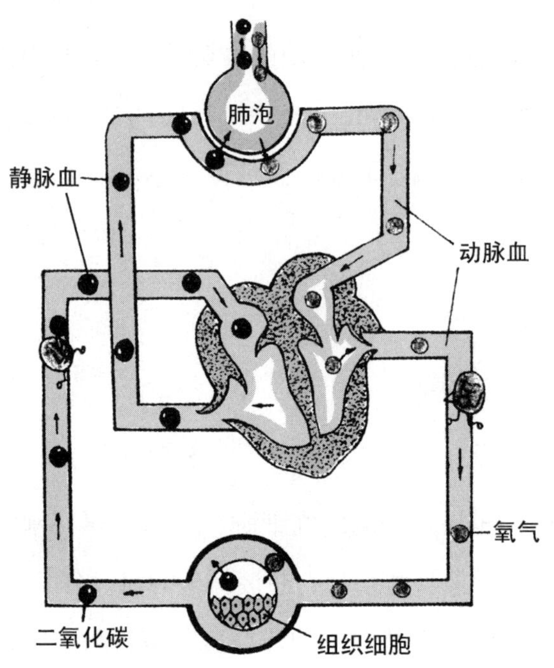

气体交换与动静脉血流

亿个肺泡，表面积约有100米²，扩展后相当于一个三层楼高的大气球，这样巨大的表面积是保证气体交换的必要条件。

当静脉血经过逐级分支的肺动脉最后进入肺内毛细血管网时，血液里充满的是二氧化碳，而氧气的浓度很低，二氧化碳和氧的分压分别是6.13千帕和5.33千帕；与此同时，肺泡中空气的情形正好相反，它所含的二氧化碳和氧的分压分别是5.33千帕和13.6千帕。气体分子运动的方向总是由浓度高的一侧向浓度低的一侧自由扩散。所以，很显然，在肺泡里空气中的氧由于分压高而扩散入毛细血管；而血液中较高浓度的二氧化碳则扩散入肺泡空气中，经肺及呼吸道呼出体外。经过这一交换过程，肺泡内的毛细血管里的血液流到肺静脉时，其氧与二氧化碳的分压分别发生了很大的变化，即二氧化碳是5.33千帕、氧13.33千帕。扩散入毛细血管的氧分子立即与血液中的红细胞结合在一起，形成颜色鲜红的氧合血红蛋白，血液变成含氧丰富的动脉血。

上述过程看起来很复杂，但工作效率极高的红细胞们，在肺内循环一圈并装上氧气分子，仅仅需要4～5秒的时间。经过大小循环的红细胞们总共需要大约25秒的时间。

经过肺部气体交换之后，肺静脉里的红细胞已经变得个个“红光满面”富含氧气了，它们流回到左心房，打开二尖瓣门，进入左心室，红细胞和它的兄弟们又马不停蹄地踏上体循环之路，为组织细胞送氧去了。

● 守护心脏的冠状循环

我们已经知道，人的一生中心脏要跳动几十亿次，它一天到晚不知疲倦地工作。心脏每天射出的血液可达7000千克之多，但它也不能近水楼台先得月——直接从心脏内提取营养物质，心脏自身所需要的营养物质与身体里所有的器官一样，都是由血管供应的。

由于心脏的工作量太大，它所需要的营养和氧气也就十分多。一个成年人的心脏，大小与自己的拳头差不多，重量约300克，只占体重的0.5%，但供应心脏肌肉的血液，却占从心脏输出血量的1/20。当人体剧烈活动时，从主动脉输出而进入心肌中的毛细血管的血液就更多。那么，是由谁来担此重任的呢？

担负心脏供血的重要运输线是一条重要而又短途的干线——冠状动脉。

冠状动脉中流淌的血液是在体循环和肺循环之外的，自成一个小的体系，有专职守护心脏、供给心脏营养的作用，我们把它称之为冠状循环。

冠状动脉分左右两条，它们如同两条飘带环绕在心脏的表面，酷似一个桂冠佩戴在心脏的表面，因而得名冠状动脉。

健康的冠状动脉弹性很好，能够适应需要而扩张，这样就能容纳更多的血液，研究表明，在不改变其他因素，在灌注压力相同的前提下，健全的冠状动脉通过血管扩张能使其血液增加5倍。而血管硬化时，管腔不易扩张，反应能力减弱，当身体需要大量血液时，冠状动脉则不能增加血流量。

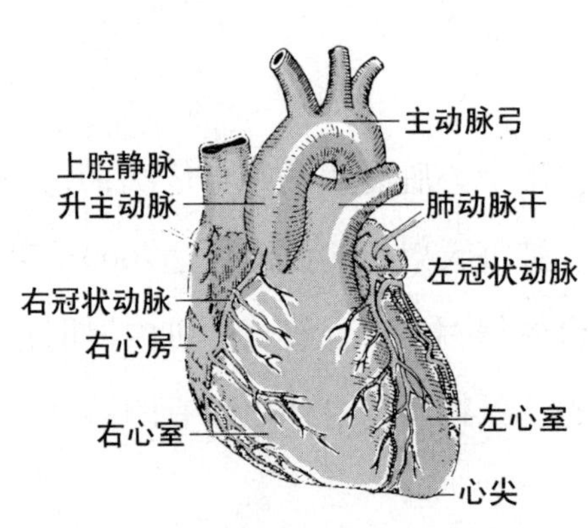

心脏前面及其血管

营养心肌的冠状动脉从主动脉根部发出，大约只有一根电线般粗细，管腔的直径只有0.3～0.4厘米。

冠状动脉是一套相当完善的血管系统。从主动脉根部右侧发出的右冠状动脉分布于右心房、右心室和室间隔后部，含氧和养料丰富的动脉血沿右冠状动脉血管的分支流动，为这些部分的心肌提供营养。

左冠状动脉的任务最为繁重。它从主动脉根部左侧发出，很快就又分成两支。一支直下心尖，称为前降支，供应左心室的前壁、心尖和心室间隔前处的血液。这支血管容易发生粥样动脉硬化以致堵塞，所以前壁心肌梗死的病人比较多见。另一支从左冠状动脉分出的血管绕到心脏后面，叫作回旋支，供应左心房和左心室的后面。

心脏的静脉分大、中、小三支，大致和三条冠状动脉的走向互相平行，并且成对绕到心脏的后面，汇合成一条大静脉，叫冠状窦。冠状窦直接开口进入右心房。

心肌中的毛细血管异常丰富，几乎每一个心肌细胞都伴有一条毛细血管。冠状动脉的小分支插入心肌组织细胞中，遍及心脏的各个角落。冠状动脉中血流量的多少受到心搏的影响：心脏收缩时，冠状动脉受压，管腔

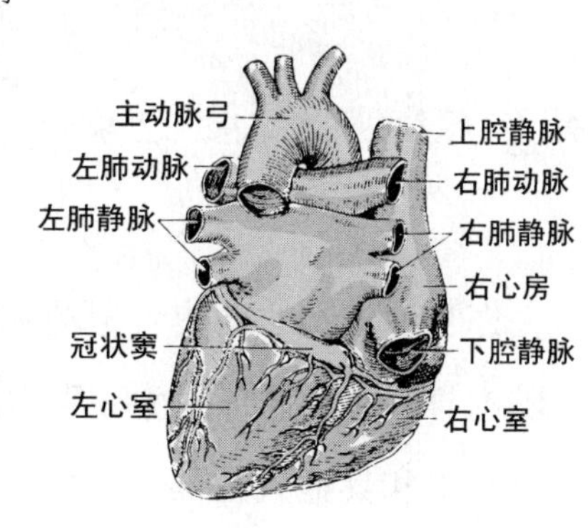

心脏后面及其血管

变小，血流阻力增大，血流量减少；心脏舒张时，血流量增大，这时是冠状动脉为心肌输送氧和养料的最佳时机。

随着年龄的增大，血液中的脂肪在动脉管壁内沉积，造成动脉管壁粥样硬化，管腔更狭窄，再加上精神紧张引起血管收缩，很容易导致动脉阻塞，带来动脉区域严重缺血坏死的后果，这就是平常所说的冠状动脉心脏病（简称冠心病）。动脉硬化的人，在运动量加大时，需要更多的血液供应，但硬化的动脉不能扩张，满足不了心脏的血液供应，也易出现心肌缺血甚至心肌梗死。好在冠状动脉网四通八达，因而被阻塞的狭窄的血管所供给的一部分的血流也可以从别的分支沟通和供应心肌营养，从而改善有病心肌的血液供给和营养。

冠状循环虽然不像体循环那样气势磅礴，也不像肺循环那样声名显赫，但它是“人体发动机”的一支特别护卫队，默默无闻、忠于职守地日夜守护着心脏。

● 治疗冠心病的“水利工程”

你听说过冠心病吗？冠心病是心脏病的一种，它是由于心脏本身的血液循环发生障碍引起的一种疾病。

心脏和其他人体器官一样，需要通过从血液循环中获得营养物质和氧。作为心脏“守护神”的冠状循环，其主要任务是保证心脏所需要的养料和氧的供应。

冠状循环中的冠状动脉负责给心脏自身供血，因此冠状动脉的地位在冠状循环是重中之重的，它就像灌溉心脏的河道，河道畅通，心脏才得以滋润。如果河道淤塞，必然祸及心脏，因此，人们常将治疗冠心病的方法形象地比喻为“水利工程”。

这项“水利工程”中最常用、最便捷、最基本的“防堵清淤”的办法就是药物疗法。通过药物的作用，防止血管梗塞并对已显现梗塞的血管进行疏通，只要药物使用得当，对大多数的冠心病病人来说，是可以控制和缓解病情的。但是，对于已经梗塞的病人，如果药物治疗无效的话，那就只好“改开河道”——实施冠脉搭桥术了。

主动脉—冠状动脉搭桥术，简称冠脉搭桥术。这是一项较大的开胸手术。手术时，取一段病人自身的血管作为血管桥，桥的一端连接在梗塞部位的“上游”，桥的另一端连接在梗塞部位的“下游”。这样，血液就可以通过血管桥绕过阻塞段，顺畅地流到远端，供给所支配区心肌的能量和氧了。这就像河道淤塞，水流阻断，下游水枯，农田荒芜时，人们另外开凿一条运河一样，将上游和下游接通，恢复浇灌两岸沃土，使万物重现生机。对于严重的心肌梗死病人来说，及早施行冠脉搭桥术是明智的选择。

为了避免开胸之苦，20世纪70年代末，国外科学家发明了经皮穿刺冠脉腔内成形术（简称冠脉成形术）的方法来治疗冠心病。这种方法首先像静脉注射一样用针穿刺病人的外周血管（多取大腿根部的股动脉），从穿刺口插入一条特殊的导管，沿血管上行到心脏的冠状动脉口中，注射造影剂以找到堵塞的部位。然后，再从导管中插入一条细钢丝，穿过病变部位，再沿钢丝送入一个气球样的塑料小球囊到病变处，注入药物使球囊胀大扩张，将粥样斑块压碎、挤开，使冠脉管腔恢复通畅。这有点像河道的清淤法。一段河道淤塞了，用挖泥船清除淤泥，使河道重新畅通。

冠脉成形术的优点很多：一是它可以有效解除冠状动脉狭窄或堵塞，解决药物难治的问题；二是无需开胸，只需局部麻醉后在大腿根部开一个0.5厘米的小口，创伤小，出血少；三是手术成功率高，术后病人症状可得到有效的控制；四是以后病人冠状动脉再次发生狭窄，可再做一次成形术。目前，全球每年有100多万人接受这种手术。

在冠脉成形术日臻成熟的基础上，以后又发明了支架放置术、用高速旋转的磨头磨碎粥样斑块的旋磨术、用旋转刀片切割斑块的旋切术等。冠脉成形术在我国发展也很快，每年施行手术的病人数以50％的速度增长。由此看来，治疗冠心病的这项特殊的“水利工程”还是大有可为的。

● 血管中的抗洪抢险队

我们很多人都还记得1998年那次全国范围内的洪灾：当肆虐的洪水冲出一条条河道，张开狮子般的大口吞噬着人民生命财产的时候，最先出现在抗洪抢险第一线的是人民子弟兵，他们奋不顾身，用自己的身躯堵住洪水，保住了人民的生命，保护了国家的安定与团结，全国人民都不能忘怀……

在我们身体奔流不息的血液里，也有一支类似人民子弟兵那样勇于抗洪抢险的队伍，它们就是我们这里要讲的机体中的止血系统。

止血系统的成员主要包括：受伤血管本身、血液中的血小板及凝血因子。

我们都知道，正常血管是密闭的管子，管壁光滑顺畅，血液始终是在密闭的管道中循环的。当血管受损破裂时，该处血管就会反射性地收缩，将破口关闭，这样通过阻断血液或减慢血液流速，让体内参与止血的物质停留在出血处，有利于止血。

最先到达“出事地点”的总是血小板，它是血细胞家族里的“小弟弟”，别看血小板没有自己的细胞核和完整的细胞结构，但它有自己的新陈代谢，生命力非常旺盛。平

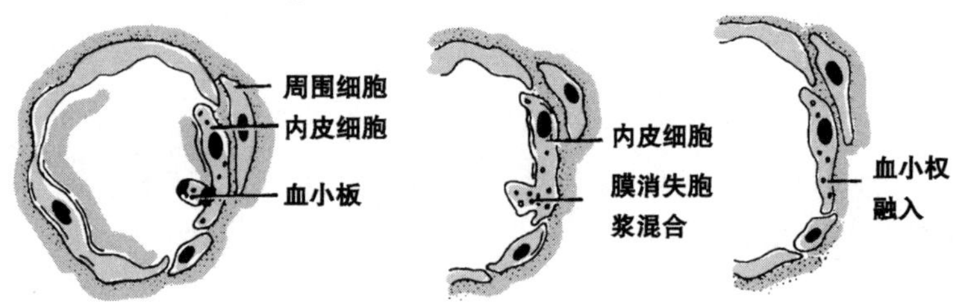

血小板的血管修复功能

时，血小板像巡逻兵一样沿着血管内壁运行，同时还直接与血管细胞相接触，并插入血管内皮细胞之间，搞好“军民共建”，起到营养和支持血管壁的作用，既防止血管壁过脆，又保证血管壁的正常通透性。当血管某处破裂时，血小板们就立即来到“出事地点”，相互黏集在一起，而且越聚越多，黏成一团，就像抗洪抢险时，人民子弟兵跳进水中，手挽着手，用自己的躯体堵住洪水一样止住血流。同时，血小板还释放出多种血小板因子，如5-羟色胺、肾上腺素等化学物质，使血管收缩变细，血流减慢，有利于止血。为了更好地止血，血小板还依靠自身内收缩蛋白的作用，把血凝块变得又紧密又结实，牢固地堵住伤口。这个止血过程，一般三四分钟内就能完成。

凝血因子是血浆中各种参与血液凝固的物质。主要有血纤维蛋白原（因子Ⅰ）、凝血酶原（因子Ⅱ）、来自损伤的凝血致活酶（因子Ⅲ）、钙离子（因子Ⅳ），以及血浆中的其他凝血因子，共12种。血液正常流动时，这些凝血因子通常处于睡眠状态，不会对血液凝固过程起作用。血管破裂时，血管内膜下露出的胶原纤维立刻会激活因子Ⅻ，从而启动凝血过程，依次激活所有的凝血因子，这些凝血因子最后将纤维蛋白原激活为纤维蛋白，纤维蛋白联结成丝并纵横交错成网，将血细胞网罗于其中，就像堵缺口时投放的沙袋一样，形成血凝块，血凝块牢牢地堵住伤口而止血。

在凝血过程中，所有的凝血因子是依次被激活的，所以，只要有一个凝血因子缺席，凝血过程就无法进行下去或者进展缓慢。因此，每当有事件发生，凝血因子总是团结一心、协同作战。

有人或许会担心：“血液中有了凝血系统，血液会不会自己凝集，堵住血管呢？”这不必担心。正常血管都是光滑的，凝血因子不易被激活，这样凝血过程便不会被启动，而且，血管内血液流动速度很快，血小板一般不易黏附聚集，即使有少许凝血因子被激活，也会被血流冲走稀释，何况血液中还存在肝素、抗凝血酶等防止血液凝固的物质。另外，形成了的血凝块也同时激活了纤维蛋白溶解系统，待破损血管修复后，纤溶系统能将多余血块逐渐溶解，保证血管畅通。

综上所述，正常完整的血管中，凝血系统在纤溶系统、抗凝物质的配合限制下，既能保持止血功能，也不会将血液凝固，这也正是人体生理功能的微妙之处。

● 生命信息的“水路使者”——激素

奔流不息的血液由血细胞和血浆组成。血浆就像是奔腾的河水，承载着红细胞及其兄弟们周游全身。除血细胞之外，还有一些对人体有重要作用的物质，也借助血浆这条“水路”流到身体的各个角落，发挥着自己的光和热。被称为生命信息“水路使者”的激素就是其中一员。

激素又名“荷尔蒙”，是英文Hormone的音译。最早使用这个词的是18世纪的英国生物学家洪特。但是，当时这个名词并未得到科学界的承认和采用。

1900年，斯塔林和助手共同研究狗体内的消化过程。他们发现了一个有趣的现象：当食物进入狗的小肠时，由于食物在肠壁的摩擦，小肠黏膜就会分泌一种数量极少的物质进入血液。这个物质活像一个号手，它使某些器官立即兴奋起来，分泌出消化液来帮助消化食物。斯塔林根据这种现象，把原先洪特使用的“荷尔蒙”这个名词借用过来，称这一类有特殊生理作用，并可激起动物器官巨大反应的物质为激素。从此，激素（荷尔蒙）这个名词被公认了。

科学研究已经证明：激素是人和动物的内分泌器官直接分泌到血液中去的对身体有特殊效应的物质。激素在人体内被称为“化学信使”，它的分泌量极少，但对人体的作用却极大，它与神经系统配合，共同调节机体的各种生理功能，使机体更好地适应体内外环境的变化。

产生激素的器官统称为内分泌腺，包括脑垂体、甲状腺、甲状旁腺、肾上腺、性腺、胰岛等，它们分泌的激素多达50余种，对人体的各种生命活动产生很大影响。

激素按照化学性质可概括为两大类：一类是类固醇激素，如肾上腺皮质激素、雌性激素、雄性激素等；另一类是含氮类激素，如甲状腺激素、松果体激素、胰岛素、垂体激素、前列腺素等。

激素种类虽然很多，化学结构也各不相同，但它们在

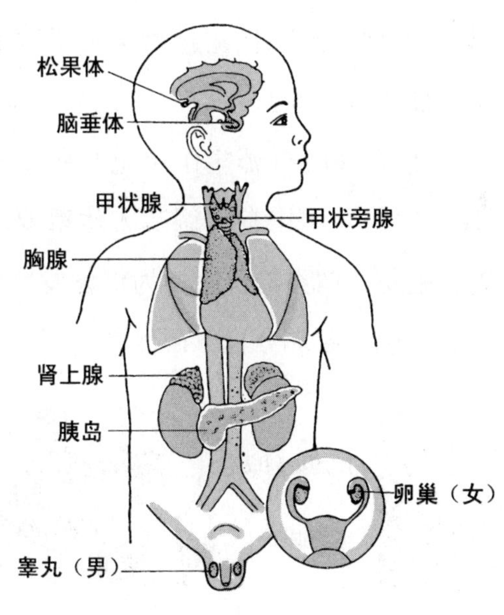

人体的内分泌腺

人体中发挥效应时，却遵守着如下三条共同的准则：一是对组织细胞的作用具有特异性。也就是说，激素由内分泌腺（或分泌细胞）分泌出来后，都直接进入血液，经“红色邮车”——血液送往全身各处，这些激素虽然与组织细胞近在咫尺，但它们却从不胡乱行使职权。每一种激素都按约定走到自己的特定部位，对那些能识别自己所带信息的组织细胞发生作用；二是各种激素只把相关的化学信息传递给相应的组织细胞，对相应组织细胞的生理过程的速度起调节作用，而不向组织细胞提供任何能量和营养物质（这主要是血细胞家族的任务）；三是各种激素都十分珍惜自己的价值。各种激素在血液中的浓度含量极微，一般每100毫升血液中仅含几微克，有的甚至更少，但它们中的每一种都对人体正常的新陈代谢起着至关重要的作用，真可谓“秤砣虽小压千斤”啊！

那么，各种激素到底有哪些作用呢？科学家们研究之后，概括了激素的主要作用有：调节人体重要的三大类物质——蛋白质、脂肪、糖类的代谢，为机体发育和生理活动提供营养，促进细胞分裂和分化，确保各组织器官的正常发

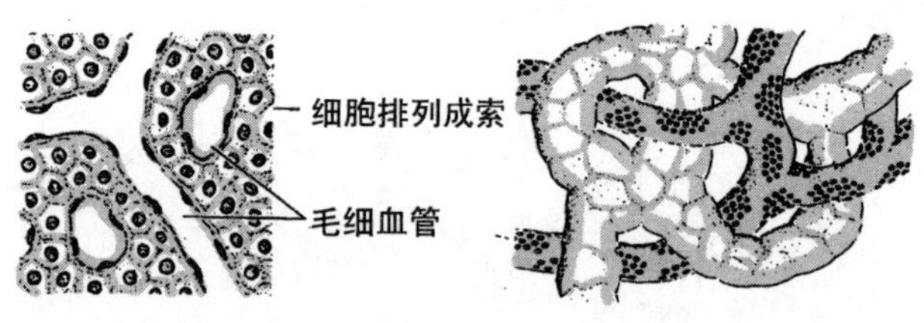

毛细血管与腺体在这里交汇

育；促进生殖器官的发育及成熟，影响神经系统的发育及活动等。我们每个人从一个婴儿长大成人的每一步都离不开激素的调节，并且它还影响着人的衰老过程。

每种激素都具有专一性，如垂体能分泌三种促激素，其中促甲状腺激素只作用于甲状腺，促肾上腺皮质激素只作用于肾上腺皮质细胞，促性腺激素只作用于性腺。它们各行其道，互不干涉。

如此重要的激素一旦失调，它对人体的影响可就大了！现在，我们就以生长激素为例，看看它的重要作用吧。生长激素，顾名思义它的作用主要是促进入体的生长和发育。生

医生叔叔，
这个小家伙
是谁呀？
小刘，告诉他
我是他大伯。

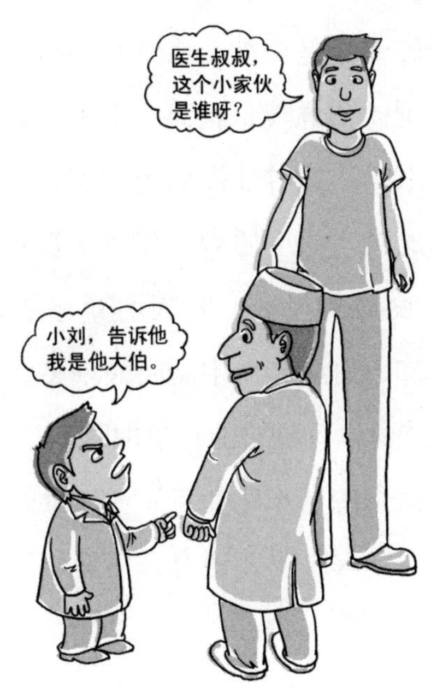

这样的画面可真有点滑稽

长激素主要刺激软骨发育，使长骨不断增长，促进全身骨骼发育，因而能使人长高。但在生活中，我们能见到个别人年纪不大，身高却长到2米以上，有的身高甚至达到2.6米，成了一位“巨人”。这是因为幼年时期生长激素分泌过多，使骨骼和其他组织都加快生长，这在医学上叫作巨人症，这种病症多是脑垂体肿瘤造成的生长激素分泌过多所引起的。相反，有个别人到了成年，身体却异常矮小，身高不足1米，但躯干和四肢较为匀称，智力发育正常，这是因为脑垂体有损伤，致使生长激素分泌不足造成了生长迟缓和停滞，这在医学上叫作侏儒症。你看，激素在人体内多一点或少一点都对人体产生重大影响，可见它的威力之大吧！

激素最神奇的作用是与神经系统共同努力，应付机体遭遇的特殊紧急情况，如危险、剧痛、手术、休克、饥饿、环境温度剧变、缺氧等，这种情况称为“应急”或“应激”。此时肾上腺分泌的肾上腺皮质激素和肾上腺素释放增多，提高机体兴奋度，反应更灵敏，呼吸心跳增快，血液循环加快，肌肉血流增加，血糖和血中脂肪酸增多，增加了能量供应，以利随时调整身体各种机能，争取时间，安然脱险。

现在，生命信息的“水路使者”——激素还有许多的未解之谜，在激素“宝库”里，还有许多奥秘等待人们去进一步揭示。

● “重男轻女”的心血管病

心血管病是一个“大家族”，成员多达数十位之多。随着人民生活水平的显著提高和人均寿命的增长，心血管疾病的发生率明显增高，并已在人口死亡率中攀升到第一位。

攻克心血管疾病是一项长期而艰巨的任务。科学研究发现，男女之间脂肪细胞的差异和体内脂肪分布的不同是男性容易患心血管疾病的重要因素之一。

科学家们研究发现，男女脂肪细胞的构成和分布都存在很大的差异。男子腹部的脂肪细胞比女子多。脂肪细胞的大小是由细胞表面的α受体和β受体控制着，α受体能大量吸收和储存脂肪。男子腹部脂肪细胞的α受体比女子多，而臀部脂肪细胞中的β受体男女大致相同，由于男子腹部脂肪细胞上众多的α受体能大量吸收和储存脂肪，所以男子腹部聚集脂肪就多，加上过度的饮食，往往使很多男士显得大腹便便。

科学家们研究还发现，腹部的脂肪细胞比身体其他部位的脂肪细胞活跃得多，并且容易把脂肪以甘油和脂肪酸的形式送到血液中，随血液循环进入肝脏，促使肝脏产生低密度脂蛋白，经过肝脏“加工”的大量的低密度脂蛋白再次进入血液循环，天长日久，它们就像江河中的泥沙沉积在河道中一样，沉积在血管的管壁上，尤其是沉积在心脏和动脉壁上，最终引起动脉硬化，引发冠心病和中风。

调查表明，腹部脂肪聚集过多的人比臀部脂肪积聚过多的人的心肌梗死、心力衰竭和中风的发病率要高3～5倍。怎样减少腹部脂肪，有效地防止心血管疾病的发生呢？科学家们建议除了应采取改善饮食结构，积极参加体育锻炼之外，还可以选择性地使脂肪细胞上的α受体或β受体起作用或丧失作用，从而调整脂肪的储存和分布。

临床和生活中的大量事实表明，女性比男性患心脏病和循环系统疾病少的原因是女性体内所特有的秘密武器——雌性激素在起作用。女性的雌性激素具有促进受损伤血管的自我修复作用，因而免受心血管病的侵袭。

雌性激素是怎样发挥保护作用的呢？美国芝加哥西北大学医学院的威廉姆·谢纳伯等研究人员发现，雌性激素在控制血管两种典型的组织生长方面具有精妙的平衡作用，但雌性激素的总体作用是阻止血管变窄，因此能减少血管的栓塞，从而消除心血管病的诱因。与此同时，其他一些研究人员也发现，雌性激素可以通过影响肌肉层上的上皮细胞起作用，促进上皮细胞生长。

为了验证雌性激素对上皮细胞的作用，研究人员用人胎盘血管的上皮组织和小鼠的上皮组织做实验，结果发现，两种组织中加入雌性激素后都迅速促进了上皮组织小伤口的痊愈，而且在小鼠的上皮组织中，雌性激素甚至刺激了新血管的生长。

如果血管内层受侵袭，那么受损伤部位的肌肉细胞就会增生，然后使血管变窄。雌性激素通过促使上皮细胞生长并移送到血管受损区域加以修复，也就同时抑制了血管肌肉层的生长，这也意味着雌性激素阻止了血管变窄的进程。同样，这一发现也可解释为什么雌性激素能在一定程度上帮助中风病人康复。因为雌性激素能促进新血管的生长，因此，能使血流从被堵塞血管和受损坏血管分流到新血管，从而延缓中风的发生或帮助康复。

当然，雌激素对人体的作用有利也有弊，在医学上的应用研究还处于起步阶段。但科学家们认为，随着研究的深入，雌激素可开发利用来作为治疗预防心血管病的药物。这样，雌激素就不仅仅是对女性有益，而且对男性一样可起到保护和治疗的作用了。

三、徜徉在组织间的红细胞

● 星罗棋布的微循环

体循环和肺循环中的血液就像滔滔江水一样，奔流不息。但是，养育人类的江河之水是经过密密麻麻的水网，变成涓涓细流，进入水乡，流到田间地头，通过滋润大地而实现的。微循环就像是人体内星罗棋布的“水路交通网”一样，滋润着人体的组织和器官。

微循环是指小动脉和小静脉之间微血管中的血液循环，它主要由毛细血管所组成。在微循环里，只有像小溪那样缓缓的血流，而且是“支离破碎”的，东一段、西一段，似乎没有惊人之处。其实，这些不惹人注意、肉眼都看不见的微小血管对人来说是太重要了。血液的重要生理功能，人体的养料、氧气的供应，最后都是在这里完成的，因为微循环形成了“天罗地网”的血管网，把人的整个身体的细胞都套在

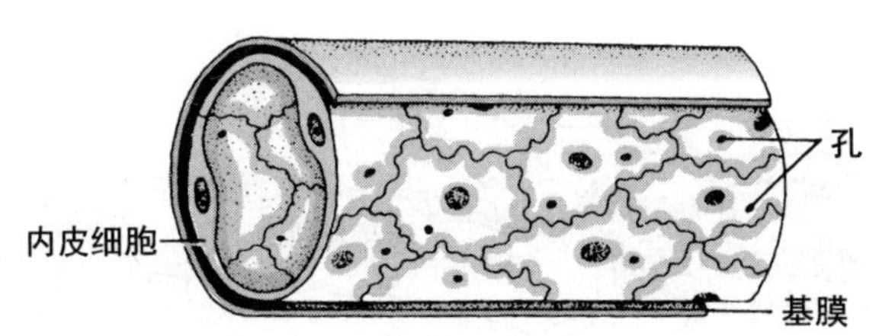

毛细血管结构

这张巨大的网袋里了，这样，最有利于完成它所担负的“灌溉”细胞的任务。

微循环血管分布遍及全身各处，深入到最基层的细胞。可以这样说，在人体内凡是有组织细胞的地方，都有毛细血管网，甚至包括心脏和大血管壁本身。科学家们估计，一个人身上毛细血管的总数量约为1600亿条，总长度为9万~10万千米！总面积达到6300米^{2}之多。

毛细血管的总量虽然惊人，但是每根毛细血管平均只有2.2毫米长，短小得只有在显微镜下才能看清。管壁仅由一层细胞组成，通透性大，利于血液和组织细胞间的物质交换。正常情况下，毛细血管的管径只有8～10微米，细得只能让一个红细胞侧着身子勉强通过。毛细血管内的压力很小、血流速慢，这样不仅便于红细胞透过薄薄的管壁“欣赏”人体这个大千世界里各种各样的组织细胞，而且有利于血液中的养料、氧气能从容不迫地穿过薄薄的血管壁，很方便地送交给组织细胞；同时，组织细胞在新陈代谢过程中产生的废物、废气也容易运送到毛细血管让其带走，充分保证了组织细胞所生活的周边环境的平衡和稳定。

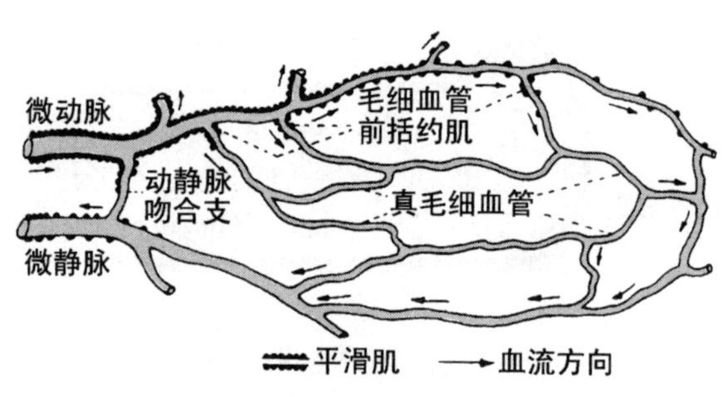

肌肉中的微循环

微循环的血管壁上有丰富的平滑肌，在神经和体液的影响下，这些平滑肌可改变自己的舒缩状态，就像为微循环安装上了一个总开关一样。例如人在安静时，新陈代谢缓慢，组织代谢水平低，局部组织代谢产物积累不多，需氧量也不大，这时大部分的毛细血管网都处于关闭状态。经过一段时间后，该处代谢产物堆积较多，引起毛细血管前括约肌舒张，使相应的毛细血管开放并运走代谢产物。当引起舒张的代谢产物被清除之后，该处的毛细血管又处于封闭状态。这种现象反复进行，因而就造成不同部位毛细血管交替开放。据统计，人体毛细血管占全身血管的90%，当人熟睡时，只有1／10的毛细血管开放，此时，微循环血容量只占全身血量的5%～10%。

毛细血管本身并没有主动收缩或扩张的能力，它是通过对动静脉和毛细血管前括约肌的开放和关闭来影响其充盈或封闭。此外，当静脉端有阻塞，或者静脉压力增高，动脉压力不变或增高，可迫使毛细血管被动扩张，造成大量血流在微循环内淤积。科学家们认为，如果肝脏的全部微循环充分扩张，可以容纳全身所有的血液。由此可见微循环的巨大血容量。

人体活动时，耗氧量相应增加，促进毛细血管前括约肌舒张，使毛细血管内的血流量增加，使组织细胞得到充分的灌注。所以，我们学习劳累时，适当地进行一些体育运动有助于促进全身血液循环就是这个道理。

● 红细胞的“旅行禁地”

尽管红细胞神通广大，好像无处不在，但人体里的确有它永远也到达不了的禁地，这就是淋巴循环。

淋巴，又称淋巴液，它是由组织细胞间的组织液进入毛细淋巴管后形成的。淋巴液在淋巴系统中的流动称为淋巴循环。

众所周知，人体内所需的氧和养料一般通过主河道——血液循环来运输。实际上，在血液系统这个极长的“运输河道”里，时常有人体的“敌人”，如病毒和细菌利用血液的流动到达它们的目的地。为有效、及时地清除侵入体内的“敌人”，人体内又运行着另一条鲜为人知的淋巴循环。

淋巴循环的主要任务是将过剩组织液及组织液中蛋白质回流入静脉。另外，淋巴结、脾、胸腺、扁桃体等淋巴器官

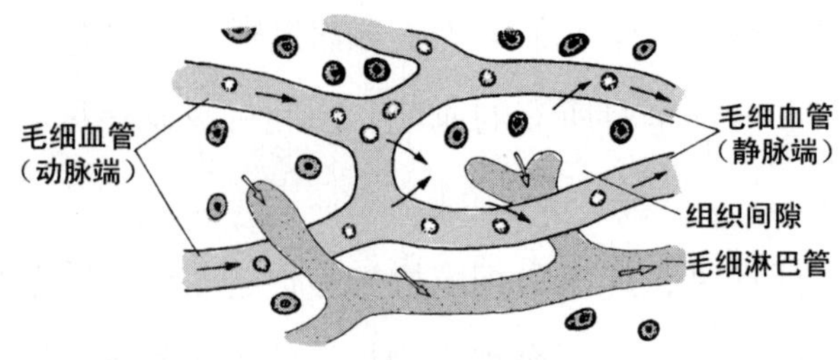

毛细淋巴管

还能帮助血液清除体内异物，产生新的淋巴细胞。

淋巴循环不仅有严密的组织构造，还有独特的功能，它和血液循环一起肩并肩地维护着人体的健康。

淋巴循环是怎样形成的呢？人体组织细胞中的氧气和养料都是通过血液循环来输送的。在循环过程中，各级动脉不断分支，形成密密麻麻的毛细血管网，当血液流经毛细血管网时，血浆中的物质如水、葡萄糖、氨基酸、无机盐等，通过极薄的毛细血管壁渗入组织细胞间隙，形成组织液。

组织液是机体组织细胞生活的内环境，所以组织细胞就可以根据自己生命活动的需要，从组织液中获取各种物质，并把细胞代谢产生的二氧化碳、尿素等有害物质“倾”入组织液中。这样组织细胞就与组织液完成了物质交换。余下的液体，绝大部分又渗回到毛细血管中，来不及回收的组织液就汇入淋巴管，形成了淋巴液，经淋巴循环运回心脏。

为什么毛细血管会来不及回收组织液呢？一方面是因为毛细血管的结构严谨，血管内还存有一点点压力；另一方面，毛细淋巴管与毛细血管的结构不同，毛细淋巴管的盲端为一封闭的管道，一层上皮细胞互相叠合，形成似“瓣”结构，并且管壁上有很多小孔隙，通透性极高，因此，组织液极易进入毛细淋巴管，形成淋巴液。换句话说，淋巴循环并不是真正意义上的、封闭式的循环，而是淋巴起源于组织液，并在淋巴管内单向流动的液体循环。

进入毛细淋巴管的液体，逐渐汇集到淋巴集合管，然后流经淋巴器官，再由淋巴导管把其中的淋巴液注入颈部的大静脉。至此，从血液中来的液体——淋巴液，经淋巴管道又返回了血管。据测定，每24小时，这样的淋巴流量为2～4升，大约相当于一个人的全部血浆量。这对一个人全身循环血量的调节有着很大的作用呢！

其实，淋巴循环的作用不仅仅是辅助血液回流，更重要的是，在淋巴系统中还有一个人体不可缺少的“防御卫士班”——即淋巴结、脾、胸腺、扁桃体等淋巴器官。

首先说淋巴结，它在全身很多地方存在，大小不一，最大的如蚕豆一般。在一些部位的淋巴结常常成群存在，各群均从一定区域收集回流的淋巴液。在人的体表极易摸到的淋巴结群有头颈部淋巴结群、腋窝淋巴结群、腹股沟淋巴结群等，淋巴结群之间彼此有淋巴管相通连。人体淋巴管中的淋巴在最终流入大静脉之前，至少要流经一个淋巴结，淋巴结在这里成了“过滤器”。当病菌、毒素或人体不欢迎的“坏分子”随淋巴循环流到淋巴结时，待在淋巴结内的巨噬细胞立刻将这些特殊群体能吞的就吞，不能吞的就围困起来歼

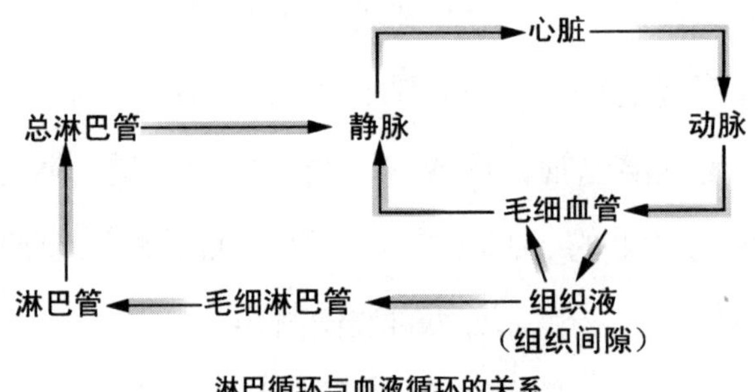

淋巴循环与血液循环的关系

灭。有时，我们能摸到自己身体上有肿大的淋巴结，这多半就是淋巴结遇到入侵的细菌数量很大或毒性极强，首先引起了淋巴管炎，而后淋巴结发炎、肿大和疼痛。

人们发现，在淋巴结内还居住着两位“外来户”。一位是T细胞，另一位是B细胞。它们老家都在骨髓，T细胞是在胸腺内长大，而B细胞是在老家度过发育期，然后落户到淋巴结的。一遇到病菌或其他敌情，淋巴结内的这两种细胞就会活跃起来：B细胞几经变化，最终成为“浆细胞”，它能产生各种具有杀伤能力的化学武器——抗体。至于T细胞，它会转变成淋巴母细胞，再变成效应T细胞，和“敌人”接触后，T细胞马上产生多种特异性物质，称“淋巴因子”。不同的淋巴因子有不同的用处，有的直接杀伤，有的加以排斥，并最终把敌人消灭。你看，淋巴结的功劳有多大啊！

脾是人体中最大的淋巴器官。胚胎时期的脾能产生各种血细胞，出生后还能产生淋巴细胞；脾血窦能贮存血液，被称为人体的“临时血库”；另外，脾内有巨噬细胞能消灭血液内的异物和病菌，也能吞噬衰老的红细胞、白细胞和血小板。

胸腺是一个不足25克的组织，它能使一些血细胞转变成具有特殊功能的T细胞，然后输送到淋巴结去。

最后提到的是我们最熟悉的扁桃体。它就在咽部两旁。扁桃体中含有淋巴细胞，也能产生抗体，对人体起到免疫功能。平时，随着食物和气流闯进咽部的病菌最容易把扁桃体作为攻击对象加以侵害。这时扁桃体就要发炎、肿大，这就是我们熟知的扁桃体炎。如果一个人频繁地发生扁桃体炎，最好去请医生把它忍痛割掉。

在如此繁忙的淋巴循环里，却见不到红细胞的任何身影。因为红细胞还有重要的输送氧气的任务，它始终和血浆中的“大块头”——蛋白质一起留守在血管内呢！即使外面的世界多么精彩，红细胞也从不擅离职守，更不越毛细血管壁这道“雷池”半步，因此，淋巴循环也就成了红细胞的“旅行禁地”。

● 为人体司令部供血

大脑是人体内的最高级司令部。大脑主管着人的感觉、知觉、记忆、思维、情感、意志等精神活动，它统率着身体各器官和系统的一切功能活动，使人体各器官、系统密切配合，协调一致。

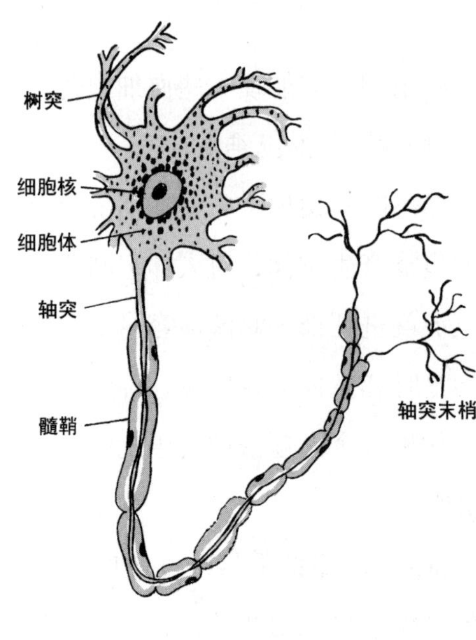

神经元模式图

在司令部里起决定作用的是神经细胞。神经细胞又叫神经元，它的细胞体很不规则，像树根一样，向四周伸出突起，称为树突。神经元的很多个突起当中，有一支最长的突起叫轴突，也就是我们平常说的神经，它可以伸展到很远。从脑里发出的神经主要支配头部肌肉、皮肤，以及听、视、嗅等感觉器官；从脊髓里发出的神经，则负责支配和管理四肢和躯干肌肉、皮肤的运动和感觉等。

人脑重约1300克，大脑表面覆盖着一层灰色的“大脑皮层”，这里是神经细胞集中的地方。人大脑皮层的表面积达2600多厘米^2，里面住着大约140亿个神经细胞，它以大量皱褶的形式，折叠在头颅中，所以大脑里有很多的沟沟回回。大脑皮层里的神经细胞们分工明确，管理着全身的活动。当今，最先进的电子计算机，无论从其体积和功能来讲，都远远比不上大脑的高超本领！

人脑每10秒钟可接受来自眼睛、皮肤、听觉、嗅觉和味觉等处的信息1000万比特（信息量单位），因此，人脑是消耗氧气和养料最多的地方。科学研究表明，人体20%的氧气和养料都被密布的血管带到了大脑。人脑时时刻刻都需要恒定的血氧供应量。只要暂时供应不足，人就会感到头晕、站立不稳。如果中断供血15秒钟，人就会神志不清，一旦中断供血4分钟，大脑就会完全死亡。由此可见，脑部的血液循环肩负着多么重要的责任啊！

为了保证“高级司令部”功能的正常运转，心脏所排出血液量的1／6都供应给了大脑。供应脑的血液来自颈内动脉和椎动脉，它们在脑底吻合成大脑动脉环，然后细分成无数的毛细血管网进入脑内。由于脑在脑颅腔内，容量固定，脑血管在颅腔内的舒缩幅度受到很大程度的限制。因此，脑循环中的红细胞在运送氧气和养料时，总是“蹑手蹑脚”。试想，如果脑血管在颅腔内任意地舒张，红细胞在脑循环中“走”得忽快忽慢，势必会造成颅内压力的升高，从而影响脑功能的活动。

这样看来，脑部血流量的改变主要不是依赖脑血管舒缩活动，而是有赖于从心脏发出的动脉血压力的大小，压力过大，脑循环中血流速度增大；压力过小，脑循环中血流速度也就减小。为此，维持人体一定的动脉血压是保证脑循环中血流速度的稳定、脑组织的血液供应恒定的重要因素。

在日常生活中，我们常提到“中风”一词，实际上，中风就与脑循环有着密切的关系。一般来说，人上了年纪后，

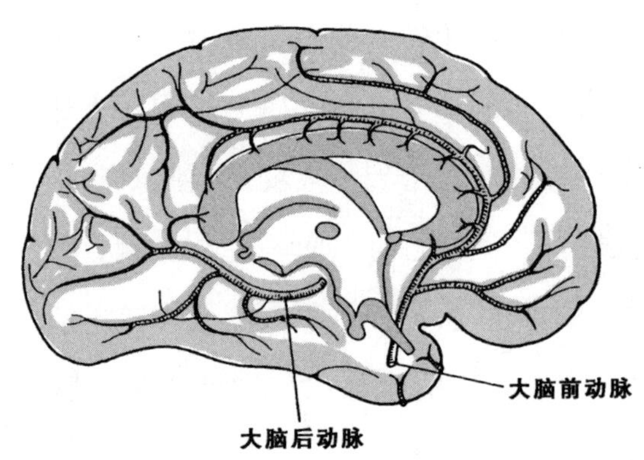

大脑半球侧面的动脉

脑血管容易出现硬化、血管内膜深层的脂肪变性、胆固醇沉积，使血管狭窄以致闭塞，有的血管变得粗细不匀、血流缓慢，又因血液黏度增加，使脑动脉的某一分支发生闭塞或破裂，引起脑组织的缺血或出血，这叫“中风”，又叫脑卒中。人一旦发生中风，脑血管堵塞，病人会突然出现偏瘫、失语与神经症状，严重的还会造成死亡。因此，对老年人来说，预防高血压、预防动脉硬化是防止中风、延年益寿的重要条件。

值得一提的是，在大脑中还有特殊的细胞充当大脑中的气体含量“监测站”。如果脑组织中二氧化碳气体含量过高，这种特殊的细胞就会向大脑皮层中的呼吸中枢发送警告信号，那么，呼吸中枢就会产生反应，及时增加呼吸的深度和频率，加快气体交换的步伐，以保障向脑细胞提供足够的氧气。

人常说：“生命在于运动”，这是生物界的一个普遍规律。人的机体，用则灵，不用则衰，脑子也是越用越灵。勤于用脑的人，脑血管经常处于舒张状态，从而使脑部的毛细血管血液流动通畅，这样脑神经细胞就能及时得到充足的氧气和养料，得到很好的保养，从而使大脑更加发达，避免了大脑的早衰。相反，平时懒于动脑思考的人，由于大脑受到的信息刺激较少，甚至没有，从而使脑部多数的毛细血管处于“失业”状态，自然血液流通也不通畅，大脑就容易早衰。这个道理好比一架机器，搁在那里不用就要生锈，经常运转就很灵活一样。外国就有过这样的研究，科学家们观察了一定数量的20～70岁的人，发现长期从事脑力劳动的人，到了60岁时仍能保持敏捷的思维能力，而在那些终日无所事事、得过且过的懒人当中，大脑早衰者的比例远远高于前者。青少年朋友们，还是快快养成勤于用脑、善于用脑的好习惯吧！

● 用基因技术修复血管

医学发展到今天，医生治疗疾病不再仅仅是根据经验，还可以在获得正确诊断的基础上，在疾病发生、发展的分子水平上进行治疗。对于某些疾病来说，治本的方法已经诞生，那就是基因治疗。基因治疗在十几年前还是医学家的梦想，如今已经变成了现实。在一些人类疾病治疗中，基因已经展现出传统治疗方法无法比拟的光明前景。在心血管系统疾病中，用一种被称为“血管内皮生长因子”的基因，治疗下肢动脉闭塞所致的缺血性坏死，就是一个例子。

下肢动脉闭塞常由于动脉粥样硬化、急性和慢性血栓闭塞、动脉炎和原因不明的动脉闭塞所致。其中，以动脉粥样硬化和在此基础上的血管闭塞性疾病较常见。糖尿病患者尤其容易患此病。得了此病以后，患者下肢麻木无力，严重的四肢远端出现溃疡和坏死。传统的治疗方法或是切断交感神经，或是进行血管成形手术，但治疗效果总是不尽如人意，相当一部分患者最后不得不施行截肢术，造成终生的痛苦。

新的医学方法——“血管内皮生长因子”是人体细胞产生的一种小分子蛋白质，它能特异性地结合于血管内皮细胞表面，促进内皮细胞的增生和促进缺血组织中新生的毛细血管形成，从而治疗组织缺血。1996年，美国波士顿一研究小组在上述研究的基础上，用兔下肢血模型进行治疗试验。他们将携带“血管内皮生长因子”基因的质粒注入兔下肢缺血的肌肉中，并用其对侧下肢作对照。30天后复查，发现用“血管内皮生长因子”治疗的兔下肢原缺血区有丰富的新生血管形成，缺血肢体的血液增加、血液灌注较对照肢明显改善。

这一研究结果发表后，立即引起轰动并得到心血管专家的承认，认为它将为缺血性疾病提供全新的治疗手段。之后，该研究小组立即开始了临床应用的研究。他们首先选择了9名下肢动脉闭塞患者进行试验，这些患者均有慢性致命性下肢缺血表现，如患腿疼痛、不能治愈的缺血性溃疡、血管造影显示动脉闭塞等，这些患者必须截肢。研究小组的治疗方法是在缺血的肌肉内注入“血管内皮生长因子”基因的质粒，一个月后重复一次，半年后，用造影、超声波等方法评价疗效。结果，由于“血管内皮生长因子”基因表达促进了新的血管形成和增加了血液供应，使患者下肢的疼痛、跛行等症状均有不同程度的改善，大部分患者有非常显著的改善，经造影有明显的新生血管的形成，9名患者避免了截肢之苦。

这一研究结果显示了基因治疗效果，令医学家们深受鼓舞。目前，世界各国如芬兰、法国、美国等报告了200多例治疗经验，也得到了专家们的认可，并激起了广泛的兴趣。这种崭新的治疗方法，现在已逐渐成为下肢缺血的常规治疗手段。

同样的道理，通过向缺血心肌注入“血管内皮生长因子”基因，也可治疗冠心病，并具有明显疗效。它可单独使用，也可与其他治疗方法联合使用，还能通过促进内皮细胞增生，加速血管内膜创面的覆盖，从而预防冠心病术后的再狭窄。从这里我们可以看出，基因治疗在人类疾病的防治中，将会扮演越来越重要的角色，许多疾病可通过基因治疗达到完全根治的目的，如家庭性高脂症、血友病、高血压病等。

我国开展基因治疗的研究工作较晚，但我们通过借鉴和应用国外的先进技术和材料，以及通过与国外的合作研究，已缩短了差距。例如，1996年我国医学工作者在已开展的分子生物学研究的基础上，对“血管内皮生长因子”治疗下肢缺血和心肌缺血进行了一系列实验研究，取得了较好结果，为实际医疗工作中治疗下肢缺血（动脉闭塞）做好了准备。同时，也为治疗心肌缺血（冠心病）奠定了基础。这将为推动我国治疗的发展做出实质性贡献。

四、红细胞与外界交换的窗口

● “一专多能”的呼吸道

血液中的红细胞是通过肺循环进行吐故纳新，装运从外界进入机体的氧气分子的。也就是说，肺循环是忙碌的红细胞“窥视”外面世界的一个窗口。那么，外界氧气分子是通过哪条途径进入肺内的呢？

机体内负责气体交换的一系列器官是人体的呼吸系统。呼吸系统包括两大结构：呼吸道和肺。

呼吸道是外界气体进入肺的必经之路，主要由鼻腔、咽、喉、气管、支气管组成，总长有30～40厘米。医生一般将喉以上的呼吸道称为上呼吸道，气管以下的呼吸道称为下呼吸道，我们平时所说的上呼吸道发炎也就是指鼻、咽、喉的炎症。

据估算，人每天通过呼吸道的空气量多达1万升，流通空气是呼吸道的“专业职能”。对于呼吸道来说，除了让气体顺畅进出外，更重要的任务是把随气体进入的尘埃及时清除掉，防止堵塞呼吸道，同时，呼吸道的各个部分又有自己特殊的生理作用，所以称呼吸道是“一专多能”。

鼻腔是呼吸道的对外门户，但它不是一个简单的空气进出口，而是一个高效率的过滤、加温、湿润空气的“空气预处理站”。这是为什么呢？原来，鼻腔前部有鼻毛，能阻挡空气中较大的灰尘。鼻黏膜内有丰富的毛细血管，当外界冷空气通过时，毛细血管内的红细胞们用自己携带的热量温暖“过路”的气体，使冷空气变得接近人体的温度，同时，鼻腔黏液腺分泌的黏液，能使鼻腔保持湿润，粘住较小的灰尘和细菌，使吸入的空气更洁净。黏液分泌过多就形成了鼻涕。鼻黏膜的感受性很高，常以“打喷嚏”的方式排除异常的刺激物，实际上“打喷嚏”是保护上呼吸道的一种防御性反应。

咽是气体和食物的共同通道，它的形状像一个稍扁的漏斗。咽上接鼻腔和口腔，下连喉和食管。从上到下咽分为鼻咽部、口咽部和喉咽部三个部分。当受凉感冒时，鼻黏膜充血肿胀，分泌物增多，通气不畅，所以不得已时我们也能用口呼吸。

咽作为人体的重要门户，有极丰富的淋巴组织，形成了一个淋巴环，它像守卫国门的卫队一样守护着人体的大门。

喉是气体进入气管的门户，由软骨支撑。它位于咽喉部

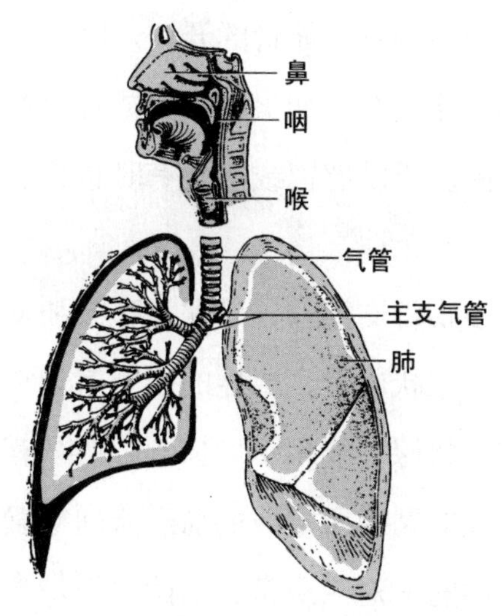

呼吸系统示意图

的前方，连接咽和气管的那一段呼吸通道，它同时又是人体的发声器官。咽和喉的分界是一块靠韧带连接在喉上半部的环形软骨，叫作会厌软骨。

空气由鼻腔后部经鼻咽部、口咽部，进入喉咽部前面的喉和气管；食物、水和唾液则由口腔、经口咽部，“跨过”喉而进入后面的喉咽部和食管，这真是一个繁忙的交叉道口，也是我们平时所讲的“咽喉要道”的由来。因为各有关器官的分工明确，配合默契，所以人们的这个“咽喉要道”无论多忙，交通秩序都井然有序。你看，吞咽时喉向前上方移动，会厌软骨像盖子一样盖住喉的开口，防止食物进入气管。如果进食时说笑，会厌软骨遮盖喉口不严，食物就极易误入气管，引起强烈的咳嗽将食物咳出，所以咳嗽也是防御性反应，因此，我们在吃饭时尽量减少说笑和打闹。

在鼻咽部的两侧有咽鼓管的开口。咽鼓管连接咽和中耳的鼓室，这样，才能在吞咽、打哈欠或打喷嚏时保持鼓膜内外侧压力的平衡。所以感冒或咽炎有时也会引起中耳炎就是这个道理。

喉部有许多软骨支撑着，以保护呼吸和发声的通畅。其中最大的一块叫甲状软骨，男性的喉结就是它的突起，甲状软骨的两侧有甲状腺，能用手触摸到。喉具有发声功能，这依赖于喉腔内面的黏膜所形成的前后方向皱襞。上面的一对叫假声带，下面的一对叫声带，这两对声带含有丰富的弹力纤维和肌纤维，空气通过声带间的声门裂而振动声带，就发出了声音。喉肌起着控制声带的紧张程度和声门裂大小的作用，所以人能发出各种各样的声音。发音越高时声带拉得越紧，声门裂也越窄。

发声时咽和口、鼻腔共同组成声音的共鸣，就像小提琴的音箱，使喉部发出的声音变得更美好动听。

你看，呼吸道不仅是出色的通气管道，其上的鼻、咽、喉也各显神通，真是“一专多能”啊！

● 美丽的支气管“树”

如果把鼻看作是气体进入人体的第一道关口，那么，气管和各级支气管就是第二道关口了。

气管和支气管位于食管前面，长9～13厘米，直径1～2.5厘米，上与喉相接，下进入胸腔，分为左右支气管。

支气管是气管的分支。气管下端分成左右两支，分别通向左右肺。左支气管略细长，右支气管略短粗。左支气管又分成两支肺叶支气管，右支气管分支，经肺门进入各肺叶。左右支气管进入肺后反复分支，越分越细，呈树枝状，称支气管树。最后的终末细支气管再分支，管壁上有肺泡开口，称为呼吸性细支气管，呼吸性细支气管的分支成为肺泡管、肺泡囊，每一个肺泡囊都是多个小肺泡共同开口的地方。如果把每一个小肺泡看成是一片叶或果实的话，你看，这不就是一株“枝繁叶茂”“果实累累”的美丽的支气管“树”吗？

但这又不是一株普通的“树”，它们像一支忠实的卫

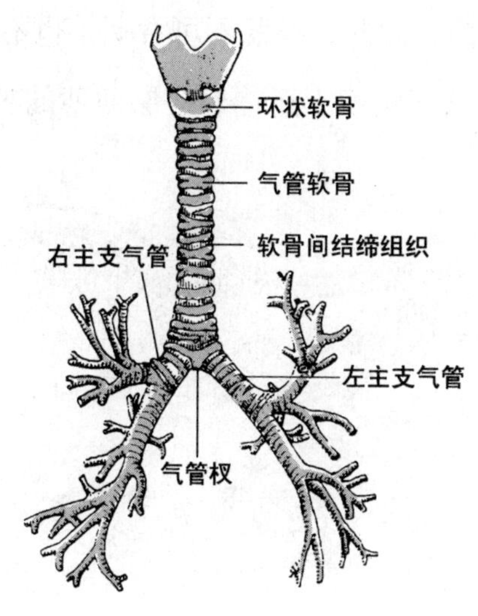

支气管树图

队，守护着气体进入人体的第二道大门。

气管和支气管都是圆筒形的管道，从外向内分成外膜层、黏膜下层和黏膜层。外膜层由14～20个“C”形的软骨环作支架，“外套”肌肉组成，使气管半软不硬，略能伸缩而不易压瘪，就像洗衣机上的螺旋软管一样，保障了管腔敞开气流畅通。黏膜下层里有许多的气管腺，开口在黏膜层上，这些腺体分泌黏液使气管内湿润；黏液中还含有能抵抗细菌和病毒的各种化学物质。最里面的黏膜层表面长满了细小的纤毛，像无数的小毛掸，向咽喉方向不停地摆动着。据研究，每根纤毛每分钟约摆动1500次，它如春风吹动麦田形成的麦浪，连续向着一个方向推动，把外来的尘粒、细菌等污物和气管腺分泌的黏液混在一起，一步步地推向咽喉，最后通过咳嗽排出体外，这就是我们所说的痰。健康人的痰中也含有很多细菌，因此，痰既不可吞咽，也不要随地乱吐。

气管和支气管黏膜上还铺着一层薄薄的被毯，这层被毯

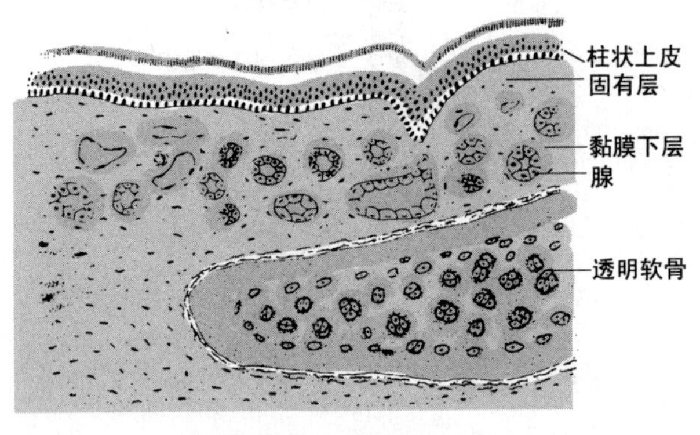

气管的微细结构

虽然薄得只有约6微米，但也是呼吸道的重要屏障之一。这层被毯是由管壁上的黏液细胞分泌的黏液构成，它可粘住随空气进入的小尘埃，并随纤毛的摆动而排出。可以防止呼吸道的刺激物对黏膜上皮细胞的损害，减少水分的丢失，避免呼吸道干燥，保护纤毛细胞以利于纤毛运动。另外，黏液中含有一些能够溶解细菌的酶，可杀灭入侵之“敌”并保护黏膜的完整性。

我们知道吸烟对人体有害，吸烟尤其对人体的呼吸道有伤害作用。香烟的烟雾中所含的高温、极微小的颗粒和有毒气体，能刺激黏膜，使黏膜腺的分泌物增加，减弱甚至抑制纤毛的摆动，降低气管和支气管的防护功能，诱发气管炎和其他疾病。据调查，烟内的致癌物质会使吸烟者的癌症发病率比不吸烟的人增加10～20倍。吸烟不仅危害自己，同时还污染室内空气，危害别人，所以应提倡禁止吸烟，尤其是正在生长发育的青少年千万不可吸烟哟！

● 气管旁的“蝴蝶结”——甲状腺

甲状腺，形状似一只棕红色的蝴蝶结。它的左右两叶正好附在甲状软骨的下方，气管的两旁，中间则有一峡相连，乍看起来，就像给气管戴上了一个美丽的蝴蝶结。

甲状腺是人体最大的内分泌腺体，它的主要功能是分泌甲状腺激素。甲状腺独自从事着合成、贮存、分泌甲状腺激素的“一条龙”服务。甲状腺激素包括四碘甲腺原氨酸（简称T_4）和三碘甲腺原氨酸（简称T_3）两种。正常人每天可分泌90微克甲状腺激素，其中大部分为T_4，小部分为T_3。甲状腺分泌的甲状腺激素全部通过血液来运输。在血液中，甲状腺激素与血清蛋白结合，其中90％为T_4，10％为T_3。平时有人出现性情急躁、心慌、手颤等症状时，医生往往要对其进行抽血作T_3、T_4的含量测定，观察甲状腺激素分泌量的多少，有助于医生做出准确的诊断。

甲状腺激素对人体有举足轻重的作用，它能使全身细胞更好地利用氧气；加速蛋白质、糖类和脂肪的分解；全面提高人体代谢，增加热量的产生；还可以促进入的生长发育，尤其是婴幼儿的大脑发育和长骨的生长。所以，甲状腺在内分泌腺家族中，不仅“个头”大，而且在参与体内代谢方面也是一个活跃分子。

碘是合成甲状腺激素必需的一种原料，因此，甲状腺是人体内唯一的“碘库”。甲状腺的贮碘量占全身的90％，在正常情况下，甲状腺能源源不断地提供“碘”原料，以合成甲状腺激素。一旦人体的碘摄入量不足，入不敷出，“碘库”告急，那么血中的甲状腺激素浓度就会降低。此信息传到“上级部门”腺垂体，腺垂体就会“派出”大量促甲状腺激素，“严令”提高甲状腺激素的产量。尽管碘原料严重不足，但甲状腺苦于“军令难违”，不得不拼命扩大“生产规模”，通过扩张腺体滤泡来执行“上级命令”，结果导致甲状腺腺体肿大。这就是高原山区居民因缺碘而患的“地方性甲状腺肿”，又称“大脖子”病。

现在国家提倡吃碘盐，平时生活中注意多吃一些海带、紫菜等，正是未雨绸缪、事半功倍的举措。

● 红细胞加油站——肺

在人体中旅行的红细胞走到肺这一站时，可以说是“人困马乏”了。自身所携带的氧气已耗尽，周围是些较高浓度的二氧化碳分子，红细胞急需补充新鲜的氧气了。

肺是人体的红细胞与外界进行气体交换的“重要口岸”。

肺的质地像海绵一样柔软而富有弹性，它位于胸腔内，分左右两部分，各有一个供支气管、血管、神经和淋巴管出入的地方，叫肺门。两肺形状均呈圆锥形，肺尖向上，稍圆钝，肺底在下面，向上凹入，位于膈肌之上。左肺分上、下两叶，右肺分上、中、下三叶。

肺的任务就是负责人体的呼吸，即吸入外界的空气。肺被围在胸廓内，一块较大的肌肉——膈肌将它们与腹部隔开。平静吸气时，膈肌和肋间外肌收缩，膈肌下降，引起胸腔前后、左右径及上下径均增大，胸廓扩张，肺被动地随着扩大，这样肺内容积增大，肺内压降低。肺容量的增加使肺内的气压低于外界大气压力。压力差使得空气由高压区（外界大气）流向低压区（肺内），完成吸气动作。

新吸入的外界环境下的寒冷、干燥的气体经过鼻腔、咽喉、气管和支气管这段旅程后，气体变得清洁、温暖而湿润，这样，外界寒冷的气体不会损害肺了。平静呼气时，呼吸肌不收缩，只是膈肌和肋间外肌舒张，肋骨由于重力作用下降，膈肌则由于腹内压的作用而回位，这样胸腔缩小，肺也随之缩小，肺容积缩小，肺内压升高，高于外界大气压，肺内的部分气体被呼出。

那么，被吸入肺内的氧气又是怎样进入血液的呢？在肺内，有一个极为错综复杂的毛细血管网，流经到此处的血液已经完成一段漫长的旅程。这些血液到达了体内的所有的细胞，释放了氧气并带回来了二氧化碳与肺进行气体交换。气体交换的动力是气体分压差，气体总是从分压高处向分压低处扩散。由于肺泡内氧分压高于静脉血的氧分压，而二氧化碳分压则低于静脉血中二氧化碳分压，因此，氧气分子由肺泡扩散入血液，而二氧化碳则由静脉血向肺泡扩散，经气体交换后，静脉血变成了含氧丰富的动脉血。

由此看出，肺起到了加油站的作用，在肺部，血液补充了氧气，清除了二氧化碳。血液入肺时“人困马乏”的红细胞，当出肺时又一个个变得“满面红光”了。

● 红细胞与人的气体“进出口公司”

肺，也许是人体最繁忙的“进出口岸”之一，一个人即使安静地坐着不动，每昼夜吸入的空气也达14 000升，并有大约同样数量的气体呼出体外。从婴儿第一声啼哭、两肺张开之日起，直至生命终结，肺始终是这样毫不间断地一呼一吸，忙碌不停。

肺泡是肺“下属”的“进出口公司”。气体经过一系列管道，最后进入肺泡。肺是由从大到小的各级支气管和与其相连的肺泡组成。进入肺的细支气管的末端再分枝、膨大，就像葡萄枝一样，挂满一串串晶莹透亮、甜美诱人的“吐鲁番葡萄”，其中的每一个“葡萄”就是一个肺泡。与生命攸关的气体交换就发生在肺泡内，肺泡一旦停止工作，我们的生命就会遇到巨大的危机。

肺泡是微小的充气囊。肺泡的功能是将空气中的氧气吸进来，再将体内新陈代谢产生的废气，如二氧化碳顺利排出去。别看肺泡的个头小得只有在显微镜下才能看见它的“尊容”，可肺泡数量多达3亿~4亿个，展开它们的表面约有100米^2，相当于一个三层楼高的大气球，它是人体表面积的40倍。经常进行体育锻炼的人，肺泡可多达7亿个以上。如此

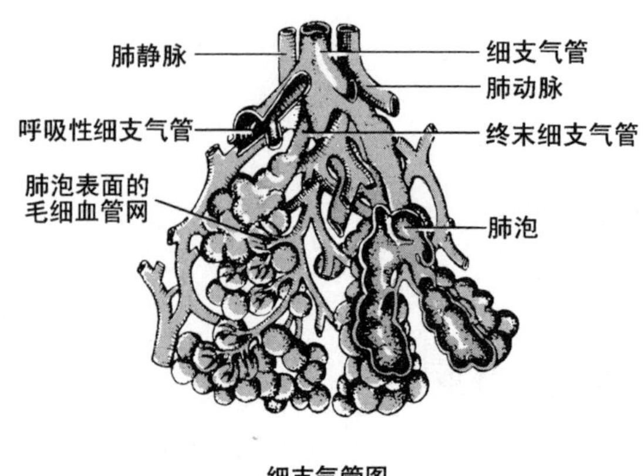

细支气管图

巨大的表面积是保证气体交换的必要条件，当肺泡总表面积减少一半时，就会引起呼吸困难和换气不足。

如果我们将肺泡放在高倍显微镜下进一步放大，可见肺泡壁的精细结构。在细支气管的末端膨大为成簇的肺泡，它们具有气体交换所必需的呼吸表面。

肺泡呈球形，肺泡壁又称呼吸膜，肺泡壁极薄，仅由一层上皮细胞构成，氧气和二氧化碳很容易通过，这种特殊结构构成了气体交换的基本条件。

你看，那形状像“网兜”的结构就是肺泡壁外紧密包裹着的毛细血管网，它的“上游”端为肺动脉分支。流进来的血液含有来自全身浓度较高的二氧化碳（气体分压很高），而肺泡中空气内的二氧化碳压力相对较低，两者的压力差促使二氧化碳由血液排入肺泡，同时肺泡内空气中含有浓度很高的新鲜氧气，氧气分子由肺泡扩散入血液。呼吸时，空气中的氧便静悄悄地透过肺泡壁和毛细血管壁，进入血液并由红细胞运到全身各处；与此同时，血液里的二氧化碳也悄无声息地透过血管壁和肺泡壁进入肺泡，并随呼气排出体外，这一进一出便是呼吸，或叫作气体交换。

在肺泡内发生这场“进出口贸易”之后，肺动脉中的血液不但迅速清除了来自全身的废气——二氧化碳，而且每一个红细胞又成功地为机体获得了新鲜氧气，血液变得“干净”了，然后欢快地流向下游端，即肺静脉分支。

当完成上述血液和肺泡的气体交换之后，我们的呼吸过程并没有结束。堆积在肺泡内的二氧化碳废气还必须及时排出体外。然后，肺泡必须重新从外界补充新鲜空气。这个过程有赖于肺的膨胀和收缩，这在生理学上称为“肺的通气”。

胸廓酷似一只“风箱”，与其相连、附着的肌肉包括膈肌、肋间肌等。吸气时，肋间肌和膈肌收缩，胸廓的前后、左右、上下径均增大，进而胸腔容积增大，使肺膨胀，肺内

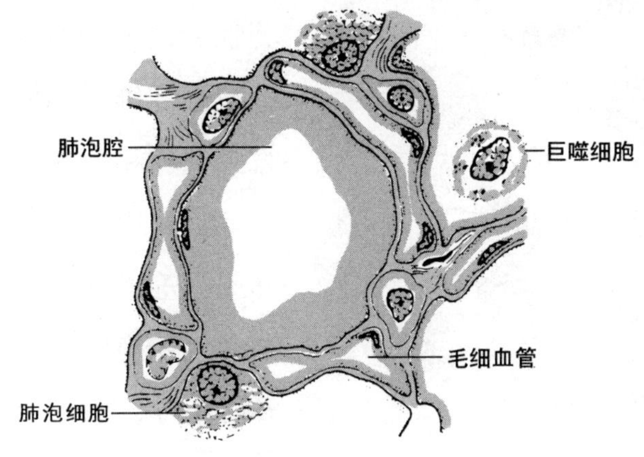

肺泡上皮与毛细血管的关系

气压低于外界的大气压，这样外界新鲜的空气进入肺泡。反之，呼气时，上述两种肌肉舒张，胸廓容积变小，肺收缩时，肺内的气压远远大于外界大气压，这样肺泡内的废气就能顺畅地排出体外。胸廓的扩张和收缩引起了肺的扩张和收缩，由此产生了“肺的通气动力”。

肺泡壁上还有许多巨噬细胞，巨噬细胞是呼吸系统上最后一道屏障。当随吸气进入体内的有害物质——微生物、尘埃等突破呼吸道和气管这两道防线而达到呼吸道的腹地时，众多的肺泡巨噬细胞能以惊人的速度将其吞入，并带着它的吞噬物向上移动到细支气管的黏膜层随着黏液排出体外。

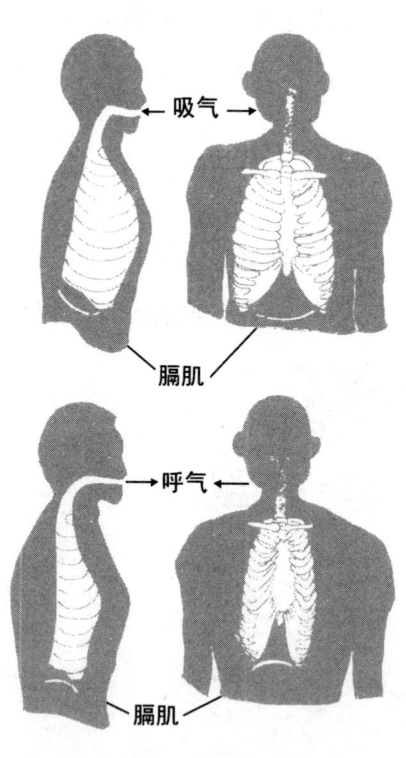

呼吸动作示意图

如果发生各种肺泡病变，如各种肺炎等疾病引起的肺泡腔内液体积聚；药物、过敏等因素引起的肺泡壁纤维化；慢性支气管炎、哮喘、支气管扩张症等疾病引起的肺气肿或肺不张等，都会影响肺泡的通气和换气功能，如不及时治疗，患者会出现呼吸困难，甚至呼吸衰竭。

长期在粉尘很多的环境中，尤其是在矿山、水泥厂等环境中工作的人因吸入大量的粉尘而最易患矽肺病，因为这些粉尘虽然会被肺中的巨噬细胞所吞噬，但粉尘当中的硅元素不但不能被巨噬细胞中的溶酶体消化，反而会使巨噬细胞溶解破裂，使溶酶体的消化酶泄漏到细胞质中，引起细胞的自溶。这样溶酶体内的粉尘颗粒也跟着漏出，再次被正常健康的巨噬细胞吞噬，这样恶性循环下去，最终使得千万个肺泡壁受损伤，影响气体交换，到一定程度时，整个肺的功能都将丧失殆尽，这就是至今医学上还无法攻克的矽肺病。

● 肺活量

我们在进行体格检查时的常检项目之一就是测肺活量。检查时，我们总是先使劲吸入空气，再用力呼出，这时肺活量计上记录的呼出气体的总量大约有3600毫升之多，这就是一般人的肺活量。

生理学家告诉我们，肺活量就是人用力吸气后，尽力呼出的气体总量，它反映一次呼吸时肺的最大通气能力。一般成年男子的肺活量为3500～4000毫升，女子为2500～3500毫升。儿童的肺活量较小，但随年龄的增长而逐渐加大，到青春期后就接近成人的水平了。

肺活量的大小直接影响着人的运动能力。人在剧烈运动时，身体里的细胞需要大量氧气，血液循环加快，红细胞到肺内搬运氧的速度也加快，这时就要求肺里有足够的氧气供应，才能满足红细胞的需求。

肺活量包括三部分气体的量。一是平静呼吸时每次吸进或呼出气体的量，叫潮气量，为400～500毫升；二是平静吸气之末再尽力吸入的最大气量，一般成年人平均为1500～2000毫升，叫补吸气量；三是平静呼气之末再用力呼出的气体量，一般成年人为900～1200毫升，叫补呼气量。肺活量并不是肺的总容量，因为即使尽最大努力呼气之后，肺内还是残留着不能呼出的一定量气体，这叫作残气量。

从生理的角度看，一个人的肺活量各个时期是不同的。

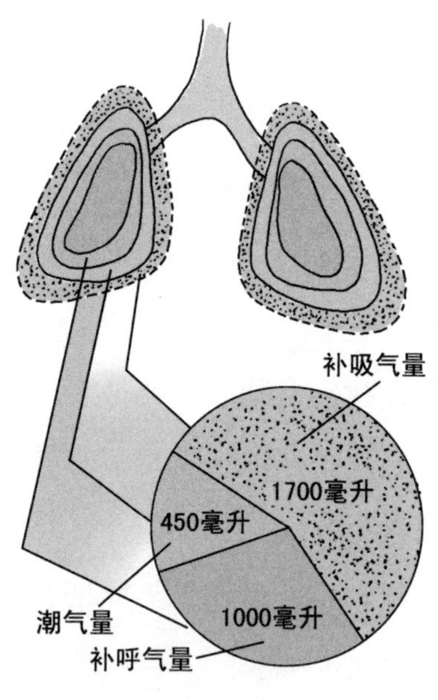

肺活量示意图

比如，一个6岁的男孩，他的肺活量约为1000毫升；当他长大成人（18岁）后，他的肺活量可以达到4000毫升左右；等到了耄耋之年（七八十岁的年纪），也许肺活量就只有2000多毫升了。难怪小孩和老人一动就气喘吁吁，这是由于他们生理上的原因。

另外，男女之间的肺活量也有差别。女人的肺活量通常比男人的肺活量约少1／3。

成年人平时1分钟的换气量不过6~8升，当剧烈运动时，每分钟换气量可达20～120升，个别的运动员还能增加到100～150升以上！

为什么运动能增进入的肺活量呢？这可从两个方面来解释。

第一，肺是由几十亿个肺泡所构成。平静呼吸时，大约只要5％的肺泡开放并吸入氧气，参与气体交换就够了。当剧烈运动做深呼吸时，必须要动员更多的肺泡来参加气体交换，这时肺泡就会大部或全部开放，同时，出入肺的气流量很大，能把小小的肺泡扯大。此外，那些微细的气管也能扩大增粗。久而久之，肺的整个容量也就增加了。

第二，经常进行体育锻炼，能使胸部肌肉发达，坚实宽阔，呼吸有力，一呼一吸又深又缓。所以对同样的换气量，他们需要的呼吸次数少而实际得到的新鲜空气多。比如，一个运动员每分钟呼吸15次，每次潮气量900毫升，另一个缺乏锻炼的人每次的潮气量只有500毫升，那么他必须每分钟呼吸27次才能达到同样的换气量，而他实际得到的新鲜空气

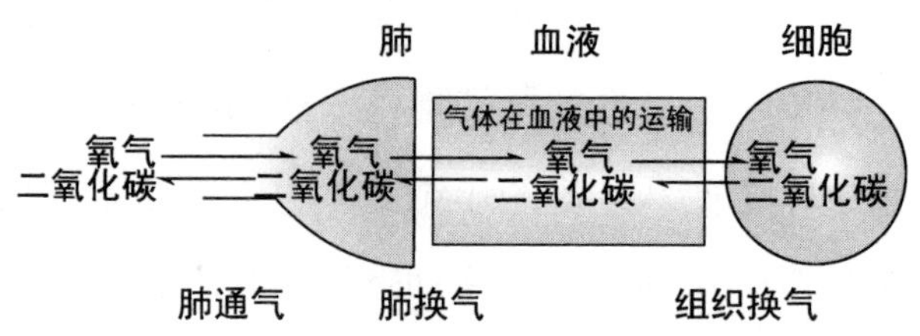

人体呼吸过程示意图

却比那位运动员少。因为每次吸气时先进入肺的是上一次呼气时在呼吸道和肺里残留的气体（约150毫升）。

明白这个道理后我们就知道，经常锻炼能提高人的肺活量，增强体质，所以每个人在学习、工作之余都应尽可能多地参加健身运动，因为强健的身体是革命的本钱嘛！

● 肺之大敌——结核杆菌

1882年3月24日，德国乡村医生科赫在柏林报告发现了结核杆菌，这个消息震动了整个世界。他用甘油、牛肉汤和马铃薯做成培养基，培养出结核杆菌，终于找到了长期危害人类、使人患肺结核的祸首——结核杆菌。

结核杆菌是细菌的一种，世界各地都有结核杆菌的家族成员，它分为人型、牛型、鸟型、冷血动物型和非洲型，人型的结核杆菌最喜欢寄居在人体的肺脏内。

一般来说，细菌侵入人体只有一两条途径，如呼吸道、消化道等，而结核杆菌则是无孔不入。医学证明，除了人体的毛发和指甲外，其他任何部位结核杆菌都能侵入，引起如肺结核、肠结核、骨结核、淋巴结核等多种结核性疾病。

平时，结核杆菌侵入人体后，就能迅速被人体的忠诚卫士——巨噬细胞吞噬掉。遗憾的是，人体内的巨噬细胞也无法杀死这个被吞进来的小小的结核杆菌，反而带着它在人体内四处游荡。与此同时，“鬼精灵”般的结核杆菌在巨噬细胞内，利用自己的遗传物质DNA和巨噬细胞内的营养物质拼命地进行自我繁殖，很快地一个结核杆菌就能“生”出成百上千个后代，并且挤在巨噬细胞内“按兵不动”，等待着新的机会的来临。当巨噬细胞随血液循环到淋巴结时，这个异常的巨噬细胞就会被淋巴结里的卫兵“扣下”并严加盘查，所以血液和淋巴液的流动在淋巴结处也变得缓慢起来。躲藏在巨噬细胞内的结核杆菌们眼看事情败露，便一起撑破这个面临灭亡的巨噬细胞冲了出来。邻近的巨噬细胞发现了这群“不速之客”后，迅速围拢上来并将它们分而吞之，结果吞噬了结核杆菌的巨噬细胞又重蹈覆辙，变成了结核杆菌的牺牲品，过不了多久，更多的结核杆菌从巨噬细胞中又冲了出来……

就这样，小小的精灵——结核杆菌终于在淋巴结内“安营扎寨”“生儿育女”，形成了原发性感染灶。当人出现这种原发性感染灶时往往感觉不到它的存在。很多人都是在体检时发现肺上的钙化点时，才发现体内结核杆菌的行踪。

什么是肺上的钙化点呢？肺上的钙化点对于肺结核杆菌来说，就像是一座钙牢，把结核杆菌关在钙牢之中，一待就是几年或几十年。但是当人体的抵抗力下降时，体内的某些酶又可被激活，肺上钙化的物质被液化，“钙牢”的门打开了，大量的结核杆菌逃出来再侵犯到肺的其他部位。这时，原来囚禁结核杆菌的“钙牢”就成为空洞。医学上认为，肺结核空洞是由于肺感染结核杆菌以后，因病菌毒素或机体过敏导致肺组织坏死，并与气管分支相通，坏死组织被咳出而形成。所以，肺结核空洞是肺结核常见的特征之一，是肺结核的一种活动性病变。

结核杆菌的繁殖速度十分缓慢，别的细菌20分钟就可以繁殖一代，而结核杆菌则需要18小时才能繁殖一代，这也是感染了结核杆菌后的病人病程很长的缘故。

在活动性肺结核病人的痰液中，往往可以找到结核杆菌。病人咳嗽、打喷嚏或讲话时，喷射出含有结核杆菌的微小飞沫，医学上称为“飞沫核”。飞沫核可以在空气中悬浮达30分钟之久。同样，躲藏在肺结核病人痰液中的结核杆菌，如果不受到阳光的直接照射，一般能够存活几星期之久。在干痰内的结核杆菌则可以生存6~8个月。因此，当痰液干燥后，结核杆菌会随着尘土飞扬，造成新的传播。

防治肺结核病，首先把住“菌从口入”这一关。讲究卫生，革除随地吐痰的恶习，就能有效地防止肺结核病的传播。此外，给免疫力较弱的人群，如婴幼儿及时接种卡介苗也是预防肺结核病传播的好方法。

● 烟——危害呼吸道的“黑客”

出色的通气管道——呼吸道是外界气体进入肺的必经之路。我们已经知道，它不仅具有通气的功能，实际上也是抵御外来细菌攻击的一道重要防线。但是这道防线所能承载的防御能力毕竟是有限的，任何外界有毒物质一旦进入呼吸道，不但会破坏呼吸道的功能，而且还会对全身的组织或系统造成伤害。

生活中，人们能接触的有毒物质很多，但烟雾对呼吸系统的危害最为直接。外界有害烟雾主要通过降低人体的免疫功能，削弱防御机制而导致疾病的发生，如大气污染、烹调油烟、香烟烟雾等，它们是呼吸道的克星，是人体的“健康杀手”。只有认清这些烟雾危害人健康的本质，才能防患于未然。

大气污染主要包括可吸入颗粒物、一氧化碳、二氧化硫、氮氧化物、多环芳烃等，主要来源于汽车排放的尾气及燃烧煤污染。

20世纪50年代，英国曾发生伦敦烟雾事件，导致当地居民的死亡率直线上升，其原因就是燃烧煤排放的污染在大气中积聚所致。美国洛杉矶等地也曾发生化学烟雾事件，是由于机动车尾气中的多环芳烃等在紫外线的作用下发生反应，生成具有刺激性的光化学烟雾，刺激眼、鼻、喉等上呼吸道，久之引起心脏和肺功能衰竭。长期在大气污染的环境中生活，还可导致体内免疫球蛋白浓度下降，从而使人体免疫功能下降。

当我们用油烹调精美食物时，烹调油冒出的油烟对人体也有很大的危害。在高温油煎炒炸下，食物发生热氧化及裂解反应生成大量的油烟，主要包括醛、酮、烃、脂肪酸等220多种物质。研究人员经过调查发现，接触油烟后外周血T淋巴细胞数下降，使人体的免疫功能降低。同时，科学研究表明，油烟能损伤基因、脱氧核糖核酸及染色体等遗传物质，对人体确有致突变性和潜在致癌性。

香烟烟雾主要成分包括一氧化碳、氮氧化物、生物碱及具有致癌作用的芳烃类物质。香烟烟雾危害吸烟者或被动吸烟者，短期可出现血液中碳氧血红蛋白升高，血液携氧能力下降，细胞组织缺氧，引起人体正常的生理平衡失调，进而引起免疫功能下降，使人体对细菌、病毒等环境致病因素的易感性增加，最终导致病症的发生，如冠心病、肺气肿、肺癌、食道癌等。

只有斩断烟雾伸向呼吸道的“魔爪”才能保护人类的健康。那么，我们平时应该怎样做呢？

首先，在空气污染下要“防身”有术，如尽量避免大气污染高峰时间出行，无法避开时要进行适当防护，如戴口罩或用其他办法；交通繁忙的路段或路口，空气污染严重，尽量少逗留才好；家中烹调时，要及时开排油烟机等。此外，通过积极锻炼身体和合理营养，全面提高自身的免疫能力，增加抵抗疾病的能力，这也是一个有效保护自身健康的方法。

据研究，从鲨鱼肝脏中提取的烷氧基甘油，天然存在于各种海鱼、淡水鱼、水生贝壳类等动物体内。烷氧基甘油摄入人体后，能有效地刺激免疫细胞的生成，提高白细胞、淋巴细胞和血小板的数目，并能促进免疫细胞的活化。免疫力的提高是一个长期、多种有利因素积累的过程，只有坚持锻炼身体，经常有效地刺激机体的免疫系统，再配合保健品的使用，才能有效增加机体的防病能力。

五、红色运输队的给养站

● 人体内的食物加工厂——消化系统

民以食为天。古往今来，人们为了使食物更加精美，便建造了谷类食物加工厂。同样，在人体内部，为了满足体内亿万个细胞的“食物”需求，人体内也有一个世上任何一座现代化食物加工厂都无法比拟的神奇的食物加工厂——消化系统。

下面，跟随着食物的消化过程，我们也到消化系统里潇洒地走一回吧！

口腔是食物进入消化系统的第一关。一进入口腔，首先映入眼帘的是有“人体最坚硬”的结构之称的牙齿，它们整齐地分列两旁。别看牙齿的个儿小，却能承受30～45千克的重量，它们是人体工厂对食物进行机械加工的重要设备。食物通过口腔时，在舌头的搅拌下，经牙齿的咀嚼，食物被尽可能地切磨成小块、磨碎，这样就帮了胃的大忙，减轻了胃的负担。另外，牙齿还有辅助发音和保持面部外形的作用。

口腔周围的唾液腺分泌的唾液是食物最初的消化液，只要有食物进入口腔，唾液就会自动流出。唾液里有淀粉酶，能将食物中的淀粉进行初步的消化，分解成为麦芽糖。平时，人们在吃馒头、米饭等淀粉类食物时，在口腔内咀嚼时间长一些，就能品出一丝丝的甜味，这就是淀粉酶将淀粉分解为麦芽糖的结果。另外，口腔中的唾液还能帮助湿润食物，使舌头上的味觉感受器更易于与食物接触，产生味觉，增强食欲。

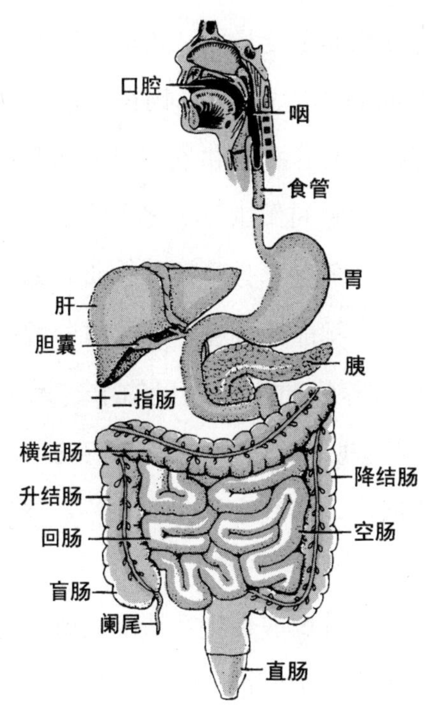

人体消化系统示意图

食管是食物由口腔进入胃的通道，它的粗细并不一致。食物进入食管后，可刺激食管的神经，引起食管有次序地运动，从而推动食物入胃。

胃是消化管中一个袋状的膨大部分。新生儿的胃容积约为7毫升，成年人的胃可容纳数升的食物和水。进入胃的食物，将在胃内做短暂的逗留，再依次排队缓慢地进入下一道消化工序。胃像消化“生产线”上的搅拌车间，胃壁的肌肉不断收缩、舒张，挤压胃内的食物，在胃酸的协同作用下，不久食物就被磨成细细的稠糊状的颗粒，这叫食糜，然后送入下一个“车间”。

小肠是消化食物的主要场所，人的小肠是消化管道中最长的一段，弯弯曲曲长达5米，食物在通过漫长的小肠时，还要被不断地搅拌、磨碎并与胰液、肠液和胆汁等多种消化液充分混合，在多种酶的作用下，将食物中的营养物质最终彻底分解成可吸收的各种小分子营养物质，如蛋白质被分解成氨基酸、淀粉被分解成葡萄糖、脂肪被分解成甘油、脂肪酸，等等。这些营养物质连同大量的水、无机盐和维生素等，在小肠内一起被吸收进入小肠绒毛内的毛细血管，从此踏上血液循环的旅途，奔赴全身“各地”，参加细胞的“建设”去了。

大肠是处理和暂时堆放食物残渣的场所。在小肠内，食物中大部分的营养物质都已被吸收，剩下的食物残渣被推入大肠。但千万不要以为大肠只是装粪便的管道。大肠内含有大量的细菌，它们能利用食物残渣内较简单的物质合成人体所必需的维生素B复合物和维生素K，还能吸收残渣中的水分，做到物尽其用。

肛门像是消化“生产线”上的最后一道闸门。不能消化吸收的食物残渣在大肠的末端堆积，到了一定程度就会引起排便反射，肛门括约肌扩张，粪便就通过肛门排出体外。

在长达8米左右的消化管道中，食物经过道道关口，最终被消化成人体能利用的物质。消化管的舒缩起到搅拌磨碎食物的作用，是一种机械性消化；消化液将食物中的营养物质分解成小分子物质，使之更容易吸收，这是化学性消化。消化道和消化腺相互配合，相互协调，共同作用，完成对食物的加工任务。

人的一生中吃的食物不计其数。有人测算过，如果按一个人活到70岁计算，那么，他的一生将吃掉6000千克的稻米，5000千克的鸡、鸭、鱼等肉，1万千克的蔬菜和水果，1.3万千克的水。如此巨大而庞杂的食物和水，都在经过消化系统内部的“食品机械”作用之后，变成能被细胞利用的营养物质被吸收并送入血液之中，废弃的食物糟粕被排出体外。这样看来，你能不惊奇消化系统的巨大威力吗？

神奇的消化液

人体的食物加工厂——消化系统主要由两大部分组成，一部分是形状和功能各异的消化道，另一部分就是能分泌神奇消化液的消化腺。

消化腺包括唾液腺、肝脏、胰腺和消化道管壁上的无数小腺体。这些腺体像食物加工厂里的化学试剂车间，生产各种消化液。当这些消化液注入消化道后，消化液中的各种消化酶便大显身手，使“生产线”中分解食物的各种化学反应加快。经过化学分解，食物中的多种不能被人体吸收的大分子营养物质，就变成了可以吸收的小分子营养物质。

我们先来看一下唾液腺。唾液腺，位于人口腔内，主要有腮腺、颌下腺、舌下腺，它们都能分泌唾液并有专门的导管通往口腔。正常成年人每天分泌的唾液量多达1.5升。唾液中的唾液淀粉酶能使食物中的淀粉物质水解成麦芽糖，对食物进行初步的化学性消化。我们平时在细嚼馒头时有一丝淡淡的甜味，就是品味到了麦芽糖的缘故。唾液呈弱碱性，能够中和口腔细菌所产生的酸性物质，因此还有保护牙齿的作用。

前面我们已经谈到，胃就像消化生产线上的搅拌车间，胃壁的肌肉不断收缩、舒张，挤压胃内的食物，使食物被磨成细细的稠糊状颗粒。实际上胃对消化的贡献不仅是暂时贮存和搅拌食物，胃壁分泌的胃液还是重要的消化液之一，胃液的主要成分是盐酸和胃蛋白酶。胃蛋白酶是胃中的一种消化酶，在刚分泌出来时没有消化能力，但盐酸能激活胃蛋白酶，这样就变成具有活力的消化酶了。胃蛋白酶能促进蛋白质分解，以利于被小肠消化吸收。盐酸是一种酸性极强、具有腐蚀性的液体，它又叫胃酸。胃酸能杀死胃中的细菌，同时，它流入小肠后，还能促进胰液、胆汁和小肠液的分泌。胃酸的消化力强到什么程度呢？为了说明这个问题，有科学家做过一个有趣的实验，把一只活青蛙放进狗胃里，6小时后，青蛙被消化得无影无踪。可是，当用凉水将狗胃反复灌洗多次，把胃酸冲淡和降低胃内温度之后，再将另一只活青蛙放进狗胃里，过了36小时，将青蛙拿出来它竟照样活蹦乱跳，安然无恙。这是由于胃酸浓度降低，胃的运动减弱的缘故。

胰腺能产生胰液，肠腺能产生肠液。胰液和肠液均为碱性，从而使由胃进入小肠的酸性食糜迅速被中和，甚至转化为弱碱性，这不但消除了酸性物质对肠壁的刺激，也为小肠中的各种消化酶提供了适宜的碱性环境。胰液中有多种消化酶，如胰脂肪酶、胰蛋白酶等，它们对彻底分解食物中的蛋白质、脂肪和淀粉发挥着重大的作用。

值得一提的是，肝脏分泌胆汁，胆汁的主要成分是胆盐、胆色素等物质。胆汁中的苦味就是胆盐造成的。胆盐是一种奇妙的乳化剂，它能使油脂乳化成微滴，这样与消化酶的接触面积就大大增加，更容易被消化。另外，胆盐还能促进胰脂肪酶的活性，从而加速了脂肪分解和吸收的过程。

● 容纳百川的胃

位于人体上腹部的胃，像一个有弹性的布袋，它可大可小，伸缩自如，无食物进入时，囊中空空，像个撒了气的气球；装满时，则可扩大至3000毫升，能容纳五谷杂粮，软硬食品。此时，胃斜过身体，上大下小，形状略像个球形的“J”字。用肉眼来看，胃的四壁光洁如“软墙”，其实，万千机关尽在其中。胃壁由内到外由黏膜层、黏膜下层、肌肉层和浆膜层等结构紧密组合，它们虽不是铜墙铁壁，却也固若金汤。这四层结构分工协作，可谓“八仙过海，各显神通”，尤其是黏膜层与肌肉层，更是“仙”中豪杰，神通广大。

胃内壁布满皱襞，看上去沟沟坎坎，胃黏膜覆盖其上。胃黏膜含有许多胃腺，胃腺是由胃黏膜上皮凹陷而成。当食物进入胃后，胃腺能分泌胃蛋白酶、盐酸、碱性黏液等多种消化液，具有消化食物、搅拌食物的作用且有保护胃黏膜的功能。这种分泌物也就是我们平时所说的胃液。胃液的分泌可按进食的时间和进食的多少自动调控。当胃部不舒适时，医生往往抽取胃液做分析，就是根据胃液所能提供的胃部疾患的多种信息来诊断疾病的。

正常情况下，胃黏膜内各种细胞的分泌功能相互协调、互补有无、密切配合。胃黏膜是完成人体食物消化过程的第一站。如果某一种分泌细胞出了毛病，无论分泌物过多或过少，就意味着胃内潜伏着某种疾患。如胃酸缺少，可能提示萎缩性胃炎存在；而胃液分泌过多，则可能是消化性溃疡发病的诱因之一，这些均不是好兆头。

胃壁中层交错排列的平滑肌层担负着对食物的磨揉、运送的任务。根据肌层的结构和功能，可将胃分为近胃端和远胃端两部分。这两者分工略有不同：近胃端指胃底和胃体的1／3，主要功能是暂时储存食物和分泌胃酸；远端胃即胃体其余的2／3和胃窦，主要是研磨食物，使食物与胃液搅拌混合成食物糜，并有序地将食物糜推送进幽门，直达十二指

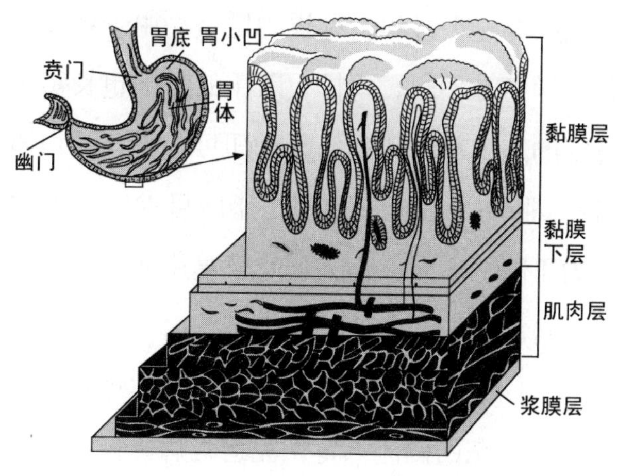

胃壁的结构

肠。这些“苦力活”靠的是实力雄厚的肌纤维的连续有序的舒缩。

一般地说，食物进入胃后大约5分钟，胃即开始舒缩蠕动。食物经过胃的“磨碎”、消化，变成糊状的食糜并推送至幽门，进入肠道后才能进一步被加工消化和吸收养分。

幽门被称为胃的“看门人”。它位于胃与十二指肠连接的地方，长着一圈长仅2～3厘米的环形肌肉。它们可关闭或开启。医学上将这圈肌肉命名为“幽门”。

小肠干活是“细致”而缓慢的，它不像胃那样有较大的伸缩性，只能一点点地接受食物。幽门“懂得”小肠的脾气，所以也就一点一点地把食物从幽门的“门缝”里挤出去。一般地说，凡是液体总是优先被交给小肠，半液体的食糜则分次被送出。平常的一顿饭要经过三四个小时才能多数离胃而去。在生理学上，把经过初步消化的胃内容物最后被排入十二指肠的这个过程，称胃的排空。由于各类食物的物理性状和化学组分不同，胃排空所用的时间也长短各异。通常糖类排空的速度最快，约15分钟即可完成；蛋白质次之，为2~4小时；脂肪类最慢。原因是脂肪可抑制胃液的分泌，使其消化力下降。所以，当人们吃了高脂肪油腻的食物之后久久不会感到饿就是这个道理。

胃内的幽门还有一个作用就是它能牢牢地把住关，不允许十二指肠里的东西倒流入胃，免遭胃病。你看，幽门这个“看门人”还是真称职吧！

应该提醒大家的是，我们现在的生活水平越来越高了，食物营养也越发地丰富，平时可不能为了满足一时的口腹之快，或暴饮暴食，或酗酒喝辣，或冷热不节……这些不良的习惯都会使胃增大工作负担，导致胃病，使消化功能受损。所以我们一定要善待、善护自己的胃，保证人体这个唯一的“食物加工厂”正常运行。

● 胃酸——溃疡发病的“主凶”

胃酸，也就是胃黏膜组织分泌的胃液。因为它有明显的酸味，又来自胃，便被人们称为胃酸。

胃液呈酸性是由于它的成分中含有盐酸，此外，还有胃蛋白酶原、黏液等。纯净的胃液是无色的，其酸碱度，即pH值为0.9～1.5。正常人每日分泌的胃液为1200～1500毫升，夜间12小时分泌的胃液为400毫升。

胃酸在人体食物消化过程中起着重要的作用。胃酸能激活胃蛋白酶原，使它发挥消化食物的功能。胃酸也为胃蛋白酶提供比较适宜的酸性环境（环境pH值为2时，胃蛋白酶的活性最强）；胃酸能使食物中的蛋白质变性，易于被人体消化吸收；胃酸还能杀死混迹于食物进入胃的细菌；胃酸进入小肠能中和胰腺、小肠腺等分泌的碱性消化液，促进油腻食物的消化；胃酸还能促进胆囊的收缩，排出胆汁，帮助人体对脂肪、钙、铁的吸收。因此，胃酸真可称得上是一名消化食物的多面手。

常言道，物极必反。胃酸虽然有上面那么多的“功劳”，可是它在人体内分泌过多，就会破坏人体正常的胃黏膜屏障，还会使胃蛋白酶过分活跃，两者作用相加，就会对胃和十二指肠黏膜起侵蚀作用，尤其是在胃黏膜屏障受其他因素影响而出现损害的情况下（如慢性胃炎、高血糖病人使用水杨酸类消炎药），很容易诱发胃、十二指肠发生自身消化，形成消化性溃疡。

胃酸过多是十二指肠球部溃疡的主要原因。如果一个人得了十二指肠球部溃疡，那麻烦就大了。在医院里，医生要通过手术切除溃疡点，为了“斩草除根”，往往在切除溃疡点的同时，将胃的60%～70%切除，这样做可减少胃酸的分泌，根治十二指肠溃疡。

看来，胃并不像我们想象得那样坚实耐用，当我们进食酸、甜、苦、辣的各种精美食物时，可别忘了胃是需要我们精心呵护的啊！

● 人体的化工厂——肝脏

肝脏位于人的右上腹，被人体右侧的肋骨保护着，肝脏分为左右两叶。人体所必需的许多重要营养物质都由肝脏提供；许许多多复杂的生物化学反应也都在肝脏内完成。肝脏为人体所做的工作达500项以上，就功能的复杂性而言，它远远超过了那些“抢占头版头条位置的器官”——心脏和肺脏。虽然其貌不扬，但肝脏却是人体内最大的腺体和最著名的“化工厂”。

正常人肝脏重1200～1600千克，约为体重的2.5%，但人体必需的许多重要的营养物质都来自这个工厂的加工品。

平时，肝脏是人体器官中工作最繁忙的。肝脏所进行的各种化学转化项目，是一般的化工厂望尘莫及的。为了完成体内的各种化学转化过程，肝脏能自产1000多种不同的酶，如血管中的“抗洪勇士”——凝血因子就是由肝脏制造的。人吃进的各种动植物蛋白质在肝脏的大力协作下，被分解成一个个人体可吸收利用的氨基酸，进而再将“人化”了的氨基酸变成人体的蛋白。由于人体几乎不能贮存任何蛋白质，每天都需要新的蛋白质来建造新的细胞，所以说，肝脏对人体的生命起着举足轻重的作用。

肝脏的血液供应十分丰富，有1／4的血液来自动脉，血液中的氧气为肝脏的生命活动提供了动力；另3／4的血液来自肝门静脉。经胃肠道消化吸收的各种营养物质，随肝门静脉血进入肝脏，经肝脏处理以后，一部分被人体利用，多余的则以糖原的形式贮存在肝内；当血糖减少时，这些糖原又可转变为葡萄糖，以维持血糖的恒定。

肝细胞是制造胆汁的重要场所。正常人的肝脏每天分泌

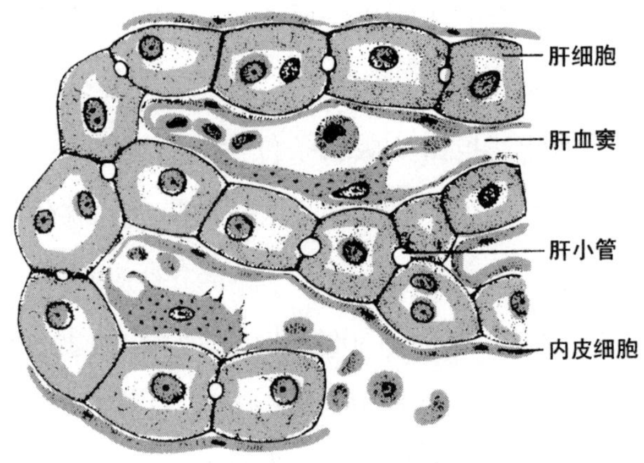

肝的微细结构

的胆汁有800～1000毫升，这些胆汁由胆管收集起来注入胆囊，再通过胆管排入十二指肠，帮助消化食物。

在人体消化食物并进行物质代谢的过程中也会不断地产生一些有毒物质。如氨基酸、蛋白质的代谢过程中可以产生有毒的氨，肝脏可以将氨转化为尿素，再通过肾将尿素排出体外。生活中，日常服用的大部分药物也是通过肝脏来解毒，使药物变成无毒或毒性较小的物质排出体外；变质的食物中含有的毒素，如黄曲霉素，对肝细胞具有致癌作用；酒精虽然不能算是有毒物质，但它们都是在肝脏内分解代谢，转化为对身体无害的物质，所以过量的酒精无疑也会加重肝脏的工作负担，长此以往，肝脏就会被累倒的，所以我们平时常要精心地呵护它。

前面提到过，胎儿时期的肝脏还能产生血细胞。成年后肝脏虽然不能继续制造血细胞，却可形成血液中的一些重要

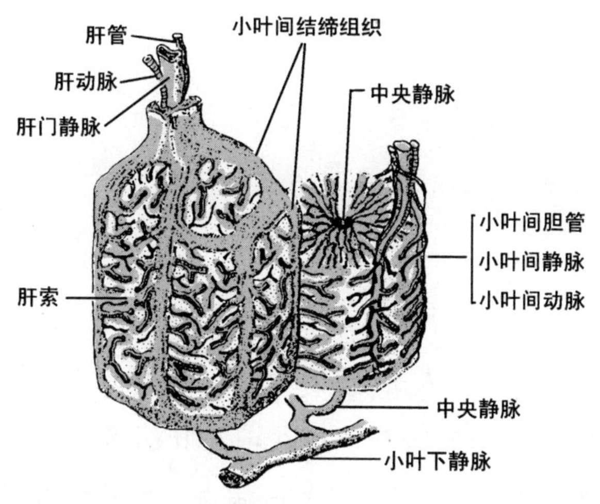

肝的血液循环

物质，如凝血酶原、肝素、纤维蛋白原等，它们都是血液凝固物质，所以肝脏有病变的人，容易出血不止。

如此重要的肝脏，在人体内是不是很娇贵呢？恰恰相反，人体内的肝脏有着极多的储备和很大的再生能力。即使有85％的肝细胞被破坏了，肝脏仍然能继续工作；甚至像做癌症手术那样，切除肝脏的80％，肝脏仍然能正常工作，并且能在几个月之内再生，使肝脏恢复正常大小。肝脏的这一特点是人体内其他器官所无法比拟的。

肝脏杀手——乙肝病毒

乙肝病毒，学名叫乙型病毒性肝炎病毒，提起它来真可谓无人不知、无人不晓啊，因为乙肝病毒的足迹早已经遍布世界各地。据调查，在我国乙肝病毒的感染率约为60%，即有7亿多人感染过乙肝病毒。乙肝病毒侵入人体后，如果不能被清除，最终会使人患上慢性肝炎、肝硬化和原发性肝癌。目前，全世界对乙型肝炎尚无特效治疗药物。由于乙肝病毒太“能征善战”，所以它早已成为臭名昭著的肝脏杀手了。

乙肝病毒是一种细小的脱氧核糖核酸（DNA）病毒，只有在电子显微镜下我们才能看清它的庐山真面目。

乙肝病毒有的呈小球形颗粒，也有的呈管形颗粒，还有的呈大球形颗粒。其中，大球形颗粒又称丹氏颗粒，是一个完整的病毒。乙肝病毒具有双层结构，即外壳和内核。外壳是由表面抗原组成，不含核酸。内核是由双链脱氧核糖核酸核心和脱氧核糖核酸聚合酶组成。正是这种特殊结构造就了乙肝病毒特殊的本领——不停地复制和繁殖。

乙肝病毒主要是通过血液侵入人体。如输血时，乙肝病毒“躲藏”在待输的血液里，瞒过疏忽大意的大夫进入人体。侵入人体后的乙肝病毒，通过血液循环到达肝脏，并在肝脏细胞内以病毒复制的形式进行繁殖，产生大量新的乙肝病毒。一旦乙肝病毒在肝细胞复制成功并在肝细胞的表面表达病毒蛋白，人体免疫系统会立刻做出反应，向病毒蛋白发起猛烈的攻击。不过，在机体攻击病毒蛋白的同时，却也殃及到无辜的肝细胞。结果，有的乙肝病毒虽然被杀死了，但许多肝细胞也受到株连而被损伤，侥幸逃脱的乙肝病毒再次进入血液循环。在血液中游荡的乙肝病毒会伺机再次侵入肝脏的肝细胞，继续复制和繁殖，人体的免疫系统也会再次对乙肝病毒蛋白和肝细胞发起新一轮的攻击。如此恶性循环，周而复始，乙肝病毒不能被彻底杀死，而肝细胞却反复发生炎症和坏死，致使肝脏向肝纤维化、肝硬化的方向发展。

平时，乙肝病毒最容易侵染婴幼儿，因为他们的免疫系统没有发育成熟，对乙肝病毒的抵抗力较弱。当婴幼儿感染了乙肝病毒后，就会成为一个乙肝病毒的携带者。这些携带者中有一部分人将来会发展成为慢性肝炎患者。但是，科学家们已经在想办法保护我们祖国的“花朵”了。现在，婴幼儿在出生后24小时内、1个月、6个月分别要接种一次乙肝疫苗，使乙肝病毒在婴幼儿体内无处藏身。

从20世纪60年代开始，医生对乙肝病人通常是进行转氨酶相关的治疗，认为转氨酶正常是慢性肝炎恢复的标志。到了70年代，才认识到乙肝病毒复制是引起慢性肝炎发展的根本原因，抑制乙肝病毒复制是治疗乙肝的关键，而乙肝病毒的复制过程就是脱氧核糖核酸链合成和延长的过程。在合成脱氧核糖核酸链的过程中，需要两种原料：核苷和脱氧核糖核酸聚合酶。如果能干扰这两种物质的作用，就可以阻止脱氧核糖核酸链的合成，也就抑制了乙肝病毒的复制。沿着这一思路，科学家们在不停地探索。

到了20世纪90年代末，科学工作者们研制出了核苷类抗病毒的新药，这种药可替代核苷结合到乙肝病毒新合成的脱氧核糖核酸链中，能够阻止乙肝病毒所需的脱氧核糖核酸链的形成，从而使乙肝病毒脱氧核糖核酸链的复制终止。

我们有理由相信：随着科技的发展，人类征服猖獗的肝脏杀手——乙肝病毒不会是十分遥远的事了。

● 高级乳化剂——胆汁

肝脏细胞分泌的胆汁是消化液的一种重要成分，是一种带有苦味、黄绿色的液体，与脂肪的消化和吸收有关，被喻为人体内的“高级乳化剂”。

成年人每天由肝输出的胆汁可达800～1000毫升。这些胆汁都要经过一套管道系统排入十二指肠，在肝外部分的管道叫作胆道系统，它包括左肝管、右肝管、肝总管、总胆管和胆囊等。

胆囊就是平常所说的“苦胆”或胆。它的外形像一个小

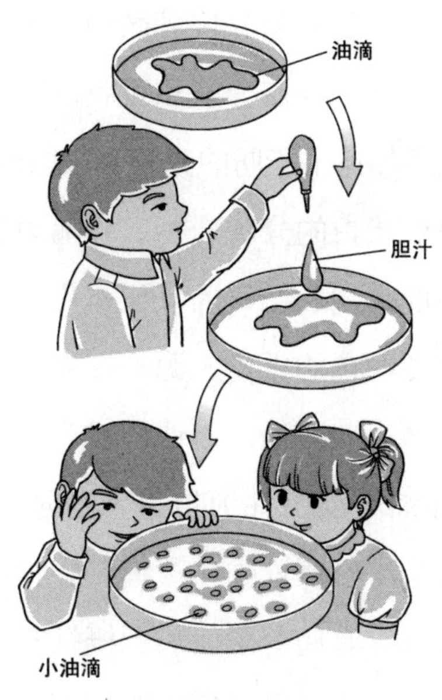

胆汁的作用

鸭梨，位于肝脏下面。胆囊是胆汁的贮存库，一般可以贮存40～70毫升胆汁。当人空着肚子的时候，总胆管连接十二指肠的开口是关闭的，能阻止胆汁流入肠腔，这时肝脏分泌的胆汁就进入胆囊管，流入胆囊内贮存。胆囊可以吸收胆汁中的水分和无机盐，使胆汁浓缩。当消化食物时，胆囊收缩，总胆管在十二指肠的开口处开放，胆汁就被送入十二指肠，帮助消化食物。

胆汁是黏稠而味苦的液体，人的胆汁呈金黄色。胆汁的主要成分是胆盐、胆红素、胆绿素和胆固醇等物质。一般认为，胆汁中不含消化酶。胆汁中的苦味就是胆盐造成的。胆汁的消化机能主要是通过胆盐的作用而实现的。胆盐是一种奇妙的乳化剂，它能使油脂乳化成微滴，大大地增加了油脂与酶接触的面积，便于油脂分解和吸收。胆盐还能促进胰脂肪酶的活性，从而加速了脂肪的分解和吸收的过程。

胆红素是血红蛋白的分解产物。它随胆汁进入肠腔后，一部分经过细菌的作用和空气的氧化作用，转变成一种褐黄色的物质，是粪便颜色的重要来源。在发生肝病或胆道出了故障时，胆汁不能进入肠道，粪便就成为灰白色；如果胆红素和胆绿素从肝细胞溢出并大量进入血液，就会使眼球及皮肤变黄，这就是平时所说的“黄疸”。也就是说，见到黄疸，毫无疑问是肝脏有病变了。病源概括起来有三种：一是红细胞被大量破坏，释放出大量的胆红素，肝细胞来不及处理，而使胆红素存留在血中过多；二是胆囊或胆道堵塞，使胆红素倒流入血液中；三是得了肝炎，肝细胞不能正常工作，便会出现黄疸。

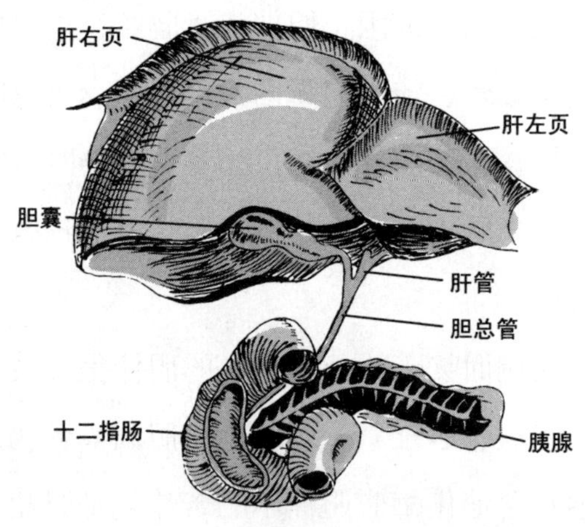

肝、胆、胰、十二指肠间的位置关系

● 身兼双职的胰

胰又称胰腺，它是人体内一个非常重要的分泌器官。它位于胃的后下方，紧靠腹后壁，有着一个长条形带状的“体形”。

别看胰的个头不算大，它在消化系统中所起的作用可不小呢！胰腺有许多分泌胰液的腺泡，腺泡的导管汇成一条贯穿胰腺的胰管，胰管与总胆管一起共同开口于十二指肠。胰液对食物的消化具有重要作用，胰液缺乏时，即使其他消化液的分泌量都正常，也不能使食物完全消化。胰腺除分泌消化液的腺泡外，在腺泡之间还有分泌激素的内分泌腺组织，

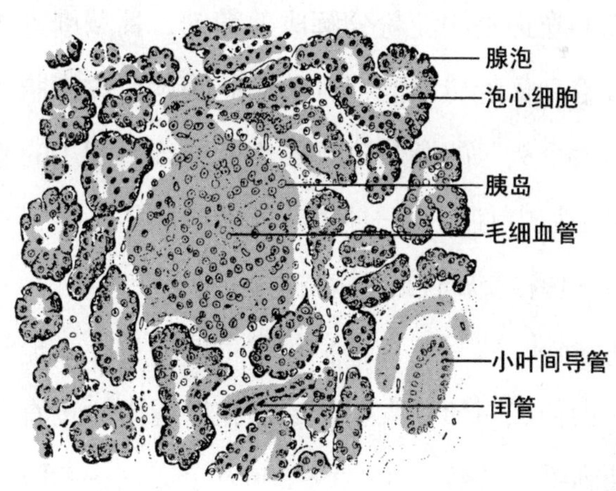

胰腺的显微结构

称为胰岛。也就是说，胰同时担负着人体外分泌和内分泌双重职能的重任。

在人体中，有些腺体分泌的物质是通过导管送出的，叫作外分泌腺，如唾液腺分泌的唾液、胰腺分泌的胰液等；有的分泌物不经过导管直接进入血液循环，这种分泌叫内分泌腺，如胰岛。

正常人胰腺每天约分泌1 000毫升胰液，是其自身重量的十多倍。胰腺产生的胰液中含有碳酸氢钠，所以使胰液成为无色透明的碱性液体，这种液体不仅具有很强的消化能力，而且可以中和进入小肠的胃酸。这样，既为小肠中的各种消化酶提供适宜的碱性环境，也可以使肠壁免受强酸的侵蚀。

在胰液中主要含有三种具有消化能力的酶：胰蛋白酶、胰淀粉酶和胰脂肪酶。胰蛋白酶能把食物中的蛋白质分解成为氨基酸，再由血液转送到躯体各部分去建造组织；胰淀粉酶能把我们吃进去的淀粉分解成葡萄糖，葡萄糖进入血液就成为了供给身体能量的血糖；胰脂肪酶则专攻脂肪滴，它把食物中“大个头”的脂肪分解成为能被细胞利用的脂肪酸和甘油。消化液中有了这三种酶，就像增加了三把“利剑”，食物中的一切物质都能顺利地被消化掉。

除此之外，胰腺还有一个非常重要的功能，那就是分泌胰岛素。为什么叫胰岛素呢？原来在胰腺内散布着大大小小的许多细胞团，总数有100万～200万个，这些细胞团看起来很像是散布在水面上的许多岛屿一样，因此取名胰岛。科学家们已经查明，胰岛细胞共有四类，其中最重要的是α－细胞和β－细胞。β－细胞占胰岛细胞的四分之三，胰岛素就是由它分泌的。胰岛素既能使血液中的葡萄糖在肝脏中贮存，又能促使葡萄糖快速进入各细胞，促进葡萄糖的“活化”，因此，胰岛素可使葡萄糖更容易地被分解或合成糖元，它有降低血糖浓度的作用。如果人体中胰岛素分泌不足，人就有可能患糖尿病。胰岛细胞除分泌胰岛素外，胰岛中的α－细胞还分泌胰高血糖素，胰岛素和高血糖素在人体内就像坐在跷板上的两个小孩，一上一下，相互调节着平衡，以保持血糖浓度的平衡和稳定。

虽然胰腺有这么重要的作用，但它在人的一生中有时也会遭到“重量级杀手”——坏死性胰腺炎的猛烈攻击。一旦发生胰腺炎，食物就不能消化，人体就会失去“营养供应”；更为严重的是胰腺分泌过多的消化酶时，会对胰腺组织进行自身“消化”，造成剧烈的炎症；当“自身”消化波及到胰腺内的血管时，使胰腺发生出血、坏死，酿成坏死性胰腺炎。胰腺炎症的毒素进入腹腔可引起严重的腹膜炎……总之，急性胰腺炎是人体内的一个重量级杀手。全国每年有2500多人死于急性胰腺炎。

● 红色运输队的给养站——小肠

我们吃下去的食物，通过胃的一番工作，就以糨糊状的食糜形态进入了小肠。

小肠，虽然名字上有个“小”字，实际上却是消化系统中最长的一根“管子”。成年人小肠长5～6米，是消化管中最长的一段。

小肠上接幽门，下通盲肠，在腹腔内蜿蜒曲折，细长而又有伸缩性。按由前到后顺序小肠可依次分为十二指肠、空肠和回肠三个部分。十二指肠长20~30厘米，约相当于自己十二个手指并排起来的长度，呈“C”字形弯曲，所以人们就给它起了这个名字。紧接十二指肠的是空肠，再往下是回肠。成年人的空肠、回肠长约5米，其中空肠约占五分之二，回肠约占五分之三。空肠和回肠迂曲盘旋在腹腔中下部。空肠的口径较大，愈往下愈狭小，因此，异物梗阻往往发生在回肠的末端。

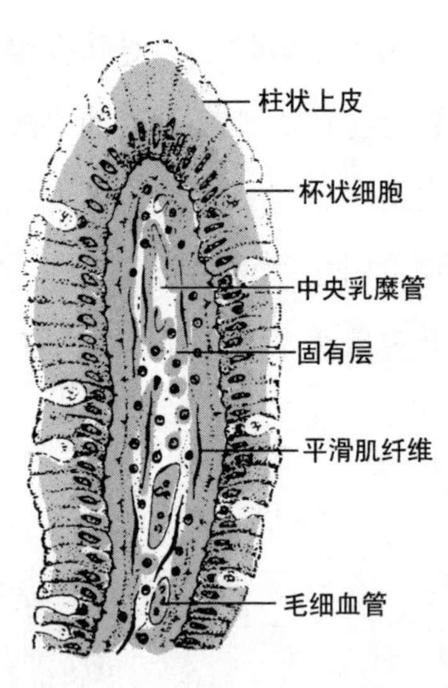

小肠绒毛

如果把胃肠道看成是人体生长发育所需要营养物质和能量的“供应站”，那么小肠则是这个站上的“主机房”，因为食物的消化，特别是食物的吸收主要在小肠内进行。

小肠为什么能将食糜消化呢？原来，小肠里有三种消化液：一种是小肠自己分泌的小肠液；另一种是由肝、胆分泌，通过总胆管送来的胆汁；还有一种是由胰分泌，通过胰腺管送来的胰液。小肠内壁上有丰富的肠腺，分泌小肠液。小肠液是弱碱性液体，成年人每天分泌1~3升小肠液。这些弱碱性的肠液对于中和胃酸、保护小肠黏膜、给胰液和胆汁提供一个适宜的消化环境是十分重要的。这些消化液里有多种多样的消化酶，如淀粉酶、麦芽糖酶、脂肪酶、蛋白酶、肠肽酶，等等，它们是消化米、面、蔬菜和肉类等食物不可缺少的物质。

从胃里来的稀烂食糜与三种消化液充分混合，经过复杂的变化，将食物再变成乳糜状的养料后，才能供身体吸收利用。到这个时候，原先吃的食物，都已经面目全非，使人完全认不得了。

食物里的养料又是怎样到达心脏、大脑和全身各处去的呢？这里又得依靠全身循环不止的血液了。原来，小肠壁内面有许多皱缩隆起的小肠黏膜，小肠黏膜像块丝绒，在显微镜下，我们能看到错综复杂的凹陷和突起，这些突起的小东西称为绒毛。小肠黏膜的表面有400万~500万个突起的绒毛。如果用放大倍数更大的电子显微镜仔细观察，每个绒毛都与许多极细的毛细血管或毛细淋巴管相通。经过消化后的食物养料，就靠这些绒毛像吸管那样把养料吸进血液或淋巴中，然后再运送到全身各处的组织器官中去。

有人计算过，如果将小肠皱襞和绒毛完全铺开，其面积足有200米^2，简直有一个篮球场那么大，这样大的绒毛表面

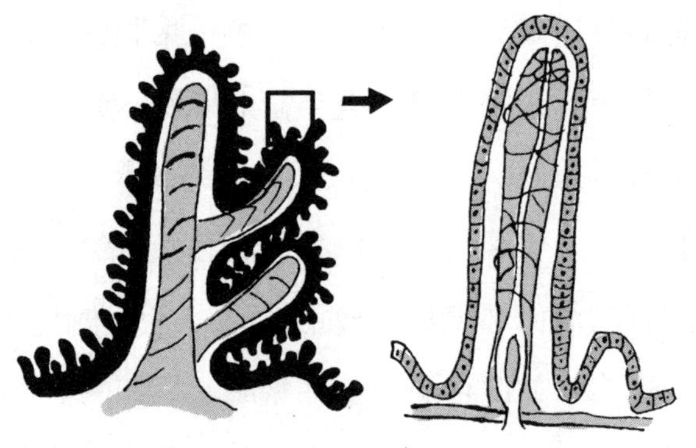

小肠皱襞与绒毛　　一个小肠绒毛放大图

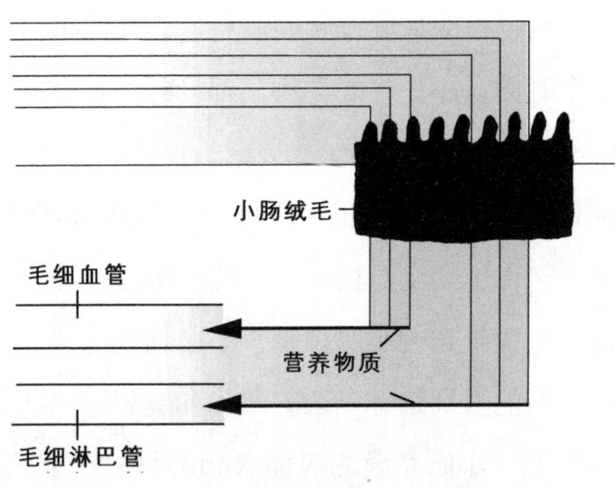

小肠绒毛对营养的吸收过程

积使得小肠与食物有足够的接触面积，更利于营养物质的吸收。随着小肠的蠕动，小肠皱襞和绒毛也在不停地左右摆动和上下收缩，它们反复地和食糜接触。由于绒毛数量众多，食糜在小肠里停留的时间又长，所以养料逃不脱绒毛的“捕捉”，这样，营养物质就充分地被吸收了。

被吸收的营养物质中的无机盐、葡萄糖和氨基酸等物质都直接进入了绒毛中的毛细血管，加入血液循环的队列中去了；而脂肪类物质则先进入绒毛中的毛细淋巴管，经淋巴循环后再进入血液。

就是这样，血液在小肠这个“给养站”里装上了许许多多人体急需的营养物质，如氨基酸、甘油、葡萄糖等，并由此发往“全身各地”去了。

● 废物形成车间——大肠

大肠与小肠中的回肠相连，长1.5米左右，可分为盲肠、结肠和直肠三部分。大肠盘曲在腹腔内，就像一个大大的“？”号，好像在说：我的任务是什么呢？

大肠比小肠短得多，但比小肠粗三四倍。大肠基本上没有消化食物的能力，它的主要作用是吸收食物残渣中的一些水分和矿物质，是粪便形成和暂时贮存的场所。

大肠的头部与小肠的尾部相连，在它们连接的交界处有

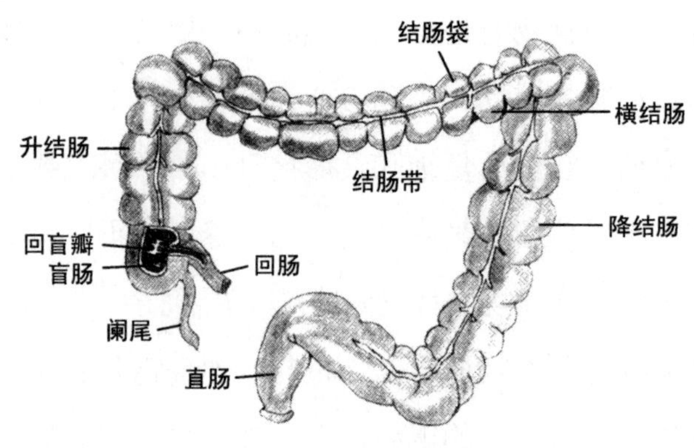

大肠结构示意图

一个半月形的兜子，叫回盲瓣。它的作用是使回肠中的食物残渣间歇地进入大肠，另外又阻止大肠中的物质返回小肠，防止细菌进入小肠。

大肠的第一部分是个盲端，好比“死胡同”，被称作盲肠，6～8厘米长。在盲肠的下端，有一条蚯蚓样的突起，长5～7厘米，叫蚓突，也就是人们常说的阑尾。阑尾是一个细长的小盲袋，如果食物残渣或寄生虫堵塞了它，很容易引起发炎，即阑尾炎。长期以来，人们一直认为阑尾是人体中退化了的无用之物，主张有病就割除，无病也可割除。可是，近年来的研究表明并非如此，阑尾对人体具有免疫功能。因为阑尾部位有丰富的淋巴组织，它和扁桃体一样，能分泌对人有益的物质。

结肠的表面有三条纵行的结肠带，在结肠带之间还有一个个鼓起的结肠袋。这种结构使结肠具有特殊的“长相”。

像小肠一样，大肠也在不停地运动，以保证残渣向直肠推进。大肠运送食物残渣的速度，平均为每小时8厘米。当大肠以急速的蠕动方式，将形成的粪便推进直肠后，就会刺激直肠壁的神经末梢，引起排便反射。

每天由小肠进入大肠的食物残渣约有500克，大肠除从残渣中吸收大量的水分外，还吸收钠，并把钾和一些碳酸盐排到残渣中去，这对维持身体营养的平衡有重要的意义。

值得一提的是，大肠内细菌多得惊人。这是由于食物残渣在大肠内移动缓慢，再加上环境温度适宜，细菌迅速繁殖的结果。据估计，粪便中的细菌可占粪便固体总量的10%~30%。这些细菌在一般情况下不但对人无害，而且有益。它们可以利用粪便中的某些简单物质，合成各种酶和人体所必需的维生素B和维生素K。如果一个人长期滥用大量广谱抗生素，致使肠内细菌被抑制或杀灭，就可引起上述维生素的缺乏。

● 维护胃肠健康的“多面手”——膳食纤维

膳食纤维被称为维护人体胃肠健康的“多面手”，因为它具有多种理化特性和生理功能，例如有一定的溶水性，能增加粪便的体积和重量；具有细菌发酵作用，使肠道内有益菌增加；有一定黏度，可降低餐后血糖浓度升高的幅度等“本领”。

膳食纤维包括可溶性和不可溶性膳食纤维两类。其中，可溶性膳食纤维在保护人体胃肠道健康方面“本领”更为突出。

本领之一是“完善功能”的本领。可溶性膳食纤维主要是指果胶、树胶等。这些物质经结肠细菌酵解后，可产生短链脂肪酸，为结肠黏膜提供所需能量的70%，并可调节神经系统功能、平衡激素水平、刺激消化酶分泌等。此外，可溶性纤维还可以直接扩张血管，促进结肠血液循环。这些综合作用的结果，有效地维持了胃肠道的正常结构与功能。如果食物中缺乏膳食纤维，则可引起胃肠道结构损害和功能障碍，使得某些疾病，如溃疡性结肠炎等疾病发病的危险性增加。

本领之二是“平衡菌群”。人体肠道内有很多的细菌，并且数量恒定。一般情况下，膳食纤维能抑制某些病原菌，如沙门氏菌、霍乱弧菌的生长，保护有益菌的存在。另外，膳食纤维还“忙里偷闲”地合成一些B族维生素和维生素K，这也是人体维生素的一个重要来源；可溶性膳食纤维的容水量大，可为肠内菌群提供理想的增生场所，使肠内细菌在数量上得以增加。但是，当肠内细菌增生“失控”时，膳食纤维又能通过促进肠蠕动而加速其排出，由此维持了肠内菌群的动态平衡。此外，膳食纤维还参与维持肠黏膜的“建设”，可有效地防止肠内细菌透过肠壁向外移动而致病，从而保护了人体。

本领之三是“清毒排废”。膳食纤维像城市里的“城市监管”一样，可协助人体清除肠道内的毒性物质。肠道内的细菌产生的各种酶，在分解食物残渣的同时，也产生一些有毒的物质，如蛋白质经细菌分解后，可产生有臭味的吲哚、胺类、氨、硫化氢等。这些有毒的物质在正常情况下被人体少量吸收入血后，可在肝脏内转化、解毒，对人体健康并无影响。但是，如果一个人有长期便秘的不良习惯，那么，大量毒性物质就会长时间地在人体内停留，当这些毒素量超出人体肝脏的解毒能力时，人就会出现慢性中毒病状，如口苦、口臭、腹胀等疾病。膳食纤维在肠道内起了一个“监管”作用，它可将各种毒素吸附、稀释、包裹，并促进它们迅速排出体外。

本领之四是“防治大肠癌”。大肠癌是由环境、饮食习惯以及遗传因素协同作用的结果，平时接触的致癌物对肠癌的发生起到推波助澜的作用，而膳食纤维能通过及时清除肠道内致癌物，预防大肠癌的发生。实际上，人体肠道内经常会有一些致癌物质，有些是身体代谢过程中自己产生的，如大肠内细菌产生的亚硝酸、胆汁酸代谢中产生的石胆酸等；有些则是外来的，随饮食进入人体，如烧烤食品、油炸食品产生的杂环内化合物等。这些致癌物数量少、浓度低时，并不足以促成癌症的发生，但如果致癌物长期积存在肠道内，危险性就大大增加了。膳食纤维可促使致癌物与肠壁接触的机会减少，并尽快把这些“危险分子们”驱逐出境。此外，膳食纤维经发酵可使肠道内酸性增加，或通过改变胆汁酸代谢，起到预防大肠癌的作用。

如果你胃肠功能好，吃得香、排得畅，而且面色红润、精神焕发，那你可千万别忘了膳食纤维哟！

● 抗氧化的又一军——硒

作为一种人体必需的微量元素，人们对硒的认识远不如对铁、碘、锌等同类的了解。近年来，各国学者对硒的研究有了突破性进展，发现硒所具有的直接和间接的抗氧化作用，使它的生理功能得到了进一步的扩大，成为一支在防治领域占据重要地位的生力军。

协同维生素的抗衰老功能是硒的突出“本领”。硒能调节人体维生素A、维生素C、维生素E、维生素K的消耗，并与维生素E协同保护细胞膜，加强其抗氧化的作用，并能清除人体各器官退行性病变的元凶——自由基。硒对人体内部各器官的作用人们未必能察觉，但硒能有效祛除老年斑就是最好的明证。

增强机体的免疫力是硒的第二个杀手锏。硒对体液免疫功能、细胞免疫功能及吞噬细胞功能均有一定的影响，能促进淋巴细胞产生抗体，使血液免疫球蛋白水平增高或维持正常；增强机体对疫苗或其他抗原产生抗体的能力；激活某些酶，从而加强淋巴细胞的抗癌作用。研究发现，缺硒可导致中性粒细胞杀伤力降低。

硒具有抗癌作用。硒能通过抑制细胞的增生、蛋白质的合成及DNA复制而直接影响肿瘤细胞的生长，并能阻断肿瘤细胞的能量来源，促使肿瘤细胞萎缩、凋亡。许多化学致癌剂和放射线致癌是通过自由基破坏细胞膜的结构和功能，致使正常细胞发生癌变的。硒可以清除自由基，使细胞膜免受损伤，从而预防肿瘤的形成。大量研究证明，缺硒不仅与食道癌、胃癌、肝癌等多种恶性肿瘤的发病有关，而且血液中硒的含量还与肿瘤病人的生存时间、多发肿瘤率、分化程度、复发度和扩散范围有关，补硒正逐渐成为防治肿瘤的有效方法之一。

防治心血管病。硒能防止因脂质过氧化物堆积导致的动脉粥样硬化，并能促进心肌修复和再生。据疾病学调查，缺硒地区人群的高血压、心脏病和冠心病的死亡率比富硒地区高3倍；风湿性心脏病、脑血栓和动脉粥样硬化等病的死亡率在高硒地区也明显低于低硒地区。国外有学者用硒治疗冠心病、心绞痛取得了很好疗效。

由于无机硒的生物利用度只是有机硒的一半，加之无机硒有一定的毒性作用，因此，专家们建议采用有机硒，即硒与氨基酸结合的富硒酵母。相信随着研究的深入，硒将对人类健康做出更多贡献。

六、血液过滤器

人体的下水道

我们每天在不断地喝水，为了保持进出的平衡，当然也需要不断地排出水分，而这排出水分的主要通道就构成了人体的下水道——泌尿系统。泌尿系统包括肾脏、输尿管、膀胱和尿道等器官。它的主要功能是泌尿、排尿。

肾脏是泌尿系统的主要器官，尿液主要是在这里形成的。人体肾脏有一对，左右各一，它的主要功能是生成尿液。肾脏对体内的血液不断地进行着清洁过滤，将体内一切可溶于血的代谢废物排入尿中，从而起到了净化血液的作用。肾脏还对维持体内的水、盐及酸碱的平衡起着重要的作用。

尿液在肾脏内形成以后，再经一系列管道，进入与肾相连的输尿管。输尿管是一对细长的管道。输尿管与膀胱相连，尿液经输尿管流入膀胱暂时贮存起来。膀胱就像人体排

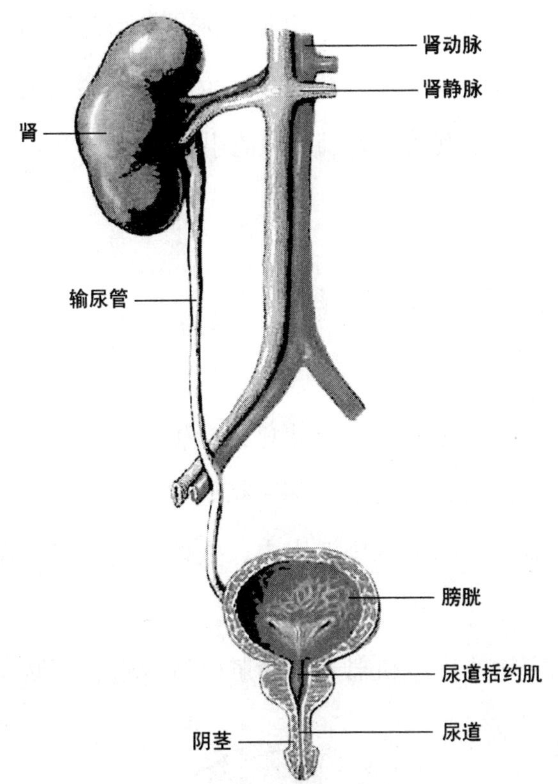

男性泌尿系统图

水系统中的蓄水池，位于盆腔之中。膀胱壁有厚厚的肌肉，使得膀胱可以充分扩张。成年人的膀胱可贮尿350~500毫升。当膀胱肌肉收缩时，就可把尿挤出。

膀胱的下方是尿道，在尿道与膀胱交界处有较厚的环形肌，形成尿道内括约肌。内括约肌收缩能关闭尿道内口，防止尿自膀胱漏出，起到了闸门的作用。

尿道是从膀胱通到体外的通道。男性尿道细长，长约20厘米。女性尿道粗而短，长3～5厘米。由于女性尿道不仅短，而且泌尿管腔宽而直，再加上尿道外口与阴道靠近，很容易造成细菌上行感染。生活中，女性泌尿器官的炎症比男性多得多，这是女性应特别注意的事情。

● 人体的血液过滤器——肾脏

在生命活动过程中，人体总会产生许多废物，这些废物会及时进入血液并随血液循环一起周游全身，所以必须及时地把混入血液中的废物排泄出去，人体才能维持生命活动的正常进行。

人体废物的排泄机器是由肾脏、输尿管、膀胱、尿道组

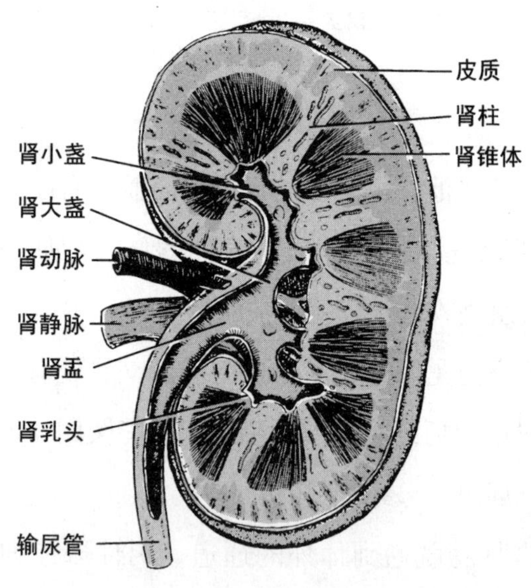

肾的结构

成的泌尿系统。在泌尿系统里，真正起到血液净化器作用的器官是肾脏。

肾脏俗称腰子。人有左右两个肾，分别位于腰后部脊柱的两侧，左肾位置略高于右肾。肾的外形像一粒蚕豆，大小和拳头差不多，成年人每个肾脏重约130克。肾脏内侧凹陷处叫作肾门，肾脏的血管、神经、输尿管都从这里经过。

肾脏的制尿部分是由许多的肾单位组成的。在显微镜下可以看到，每个肾脏由100多万个肾单位组成。每个肾单位由肾小体和肾小管构成。肾小体在皮质里，由肾小球和肾小囊构成。肾小球的外面是由内外两层上皮围成的囊腔，叫肾小囊，肾小球的里面有缠绕密集得像毛线团一样的毛细血管球。肾小管长3～5厘米，形似一个长而弯曲的管子。要是把一个人肾脏中所有的肾小管拉成一条线，这条线可长达100千米。

血液不断地在人体内运行，所以肾脏内每时每刻都有大量的血液流过。据研究，流经肾动脉的血流量占了心输出量的24%，比大脑的供血量还大4倍，平均每分钟就约有1000毫升的血液流入肾中进行过滤。在一昼夜间，人体中的血要流经肾脏约300次。

每个肾单位里的肾小球就像一个小小的过滤器，当血液流经肾小球时，除血细胞和大分子的蛋白质外，血浆中的部分水分和大部分溶质，都能够透过肾小球的毛细血管壁而过滤到肾小囊腔中，这些被过滤到肾小囊腔中的液体称为原

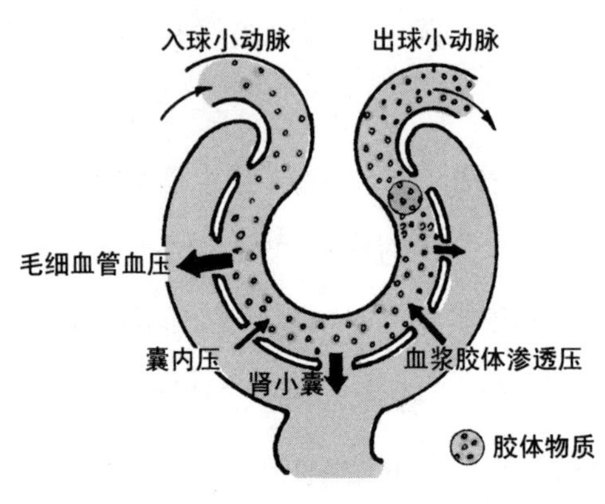

肾小球的有效滤过压

尿，这是尿生成的第一步。由于“污物”和“杂质”都被留在了肾小囊腔中，所以流经肾小球后的血液就立刻显得“纯净”多了。

健康人每天生成的原尿有150升左右，如果这么多的原尿都排出体外，可以想象，泌尿系统的负担有多么沉重！我们人一天得喝多少水！人体内有用的物质浪费又该是何等的惊人啊！

实际上，人体每天排出的尿液只有1.5升左右，也就是说，原尿中99%的水分又被重新吸收回到血液中去了。这个工作就由肾小管来完成了。

肾小管最突出的功绩是具有重吸收作用。肾小管的重吸收作用一般都是有选择的，当原尿流经肾小管时，原尿中对人体有用的物质，如葡萄糖、氨基酸、小分子的蛋白质等营养物质，还有对人体有益的K^+、Ca^{2+}以及70%的水分都被重新吸收到血液并送回血流中去，无用的废物如尿酸、肌酐等物质一概不得再进入血液，必须排出。肾小管的“识别”本领很强，可称得上是肾脏内一台精巧、灵敏的“筛选器”。经过肾小管对原尿的加工处理后，剩下的液体便是真正的尿液了。

知道了尿液的生成过程，我们就不难理解肾脏的重要作用了。假如一个人的肾脏因病不能很好地生成尿液，大量的水和有害物质就要滞留在血液中，这样人就会发生浮肿，严重时还会造成闭尿，从而影响健康和生命。

俗话说：是药三分毒。平时的吃药打针，在治好病的同时，也会给身体带来新的毒害。那么，这时就要靠肾脏用“过滤”的方法把进入体内的药中有害物质排出来，以维持人体内新陈代谢的平衡。当然，事情都是一分为二的，如果一个人长期服用大量药物或服用的药物毒性过强，就会给肾脏这台“过滤机”带来超负荷的工作量，这样，肾脏也就有可能因“劳累过度”而发生衰竭。

● 肾上的“腰果”

在生物漫长的进化过程中，不知在哪个年代，进化之神在人体的两侧，肾脏的顶端播下了两颗“腰果”，这两颗“腰果”后来成了人体内一种重要的内分泌腺——肾上腺。

肾上腺位于左右肾的上方。左肾上腺呈半月形，右肾上腺呈三角形，它们恰似两个小小的腰果，与肾脏合穿一件外衣，共同被包裹在肾筋膜之内，可谓风雨同舟，手足情长。但是，合穿一件外衣的肾上腺与肾脏的结构、功能却全然不同。肾脏属于泌尿器官，而肾上腺则归属于内分泌腺体。两者隔行如隔山，各走各的道。

早在1563年，肾上腺就被命名了，但直到300年后，才真正引起了医学家们的重视。每个肾上腺重5～8克，既小又轻。尽管它貌不惊人，却是人体必需之物。因为它能产生50多种有利于生命、有益于健康的物质。

肾上腺由外层的皮质和内层的髓质组成，皮质和髓质的生理功能迥然不同，在人的生命活动中都起着举足轻重的作用。外层的肾上腺皮质可分泌多种激素。根据其作用主要分为三类：糖皮质激素能增加肝糖原的贮备，抑制葡萄糖的氧化，使细胞对糖的利用减少，有促进血糖升高的作用。同时，糖皮质激素对蛋白质、脂肪的代谢都有调节作用；盐皮质激素主要参与调节体内水盐的代谢；性激素包括雄性激素和雌性激素两种，分泌量很少，作用也较弱。上述三类统称为类固醇激素，它们是维持生命不可或缺的物质。

内层的肾上腺髓质分泌两种激素，即肾上腺素和去甲肾上腺素，它们都能提高心肌的兴奋性，加强心肌的收缩力，使心跳加快、加强，心输出量增加，因此，在医学上肾上腺素常用作强心剂，去甲肾上腺素常用作升压药。

在人体内肾上腺髓质与交感神经系统一起构成交感—肾上腺髓质系统，其功能更为神奇。在人体危急的情况下，这个系统会挺身而出，显示其“英雄气概”，处理体内“意外事故”。它如同城市的“110”系统，召之即来，来之能战。人在生活中如遭受突然袭击，发生意外情况时，身体会自动通知肾上腺大量分泌肾上腺素，肾上腺素能促进颜面、胃肠道等所有不是紧要的部位收缩血管，让大量的血液尽可能多地集中到大脑和肌肉中去，使这些部位的细胞有充足的氧气和养料。肝脏会立即释放储藏在那里的糖元，“库存”的脂肪也马上转化为能源，这样心跳更快，力气也就更大了。这种现象以及我们平时所说的“急中生智”都是由于肾上腺髓质在加速分泌、调兵遣将的缘故。当矛盾解决，危险消失时，肾上腺素的分泌量慢慢地恢复常态，我们就会感到心情也逐渐平静了下来，恢复了理智。

对于人体内的“110”系统我们应该调用适当，千万不要为了生活中一些鸡毛蒜皮的小事而怒不可遏，动用了人体的“110”系统，对患心脑血管疾病的病人来说，极易发生卒中、心肌梗死等意外；对个别人来说，易大动干戈，伤人致命，真可谓害人害己。所以，从某种意义上说，人体的肾上腺也是人的生命线。

● 人工肾和肾移植

人体内的红色河流——血液为人类带来了生命的力量，但我们千万不要忘记是肺脏的吐故纳新和肾脏的过滤更新“工作”，才保证了血液的纯洁和人体新陈代谢的稳定。当我们每天迎着太阳健康地生活时，不能忘记给“辛勤”的肺脏和肾脏各记上一功啊！

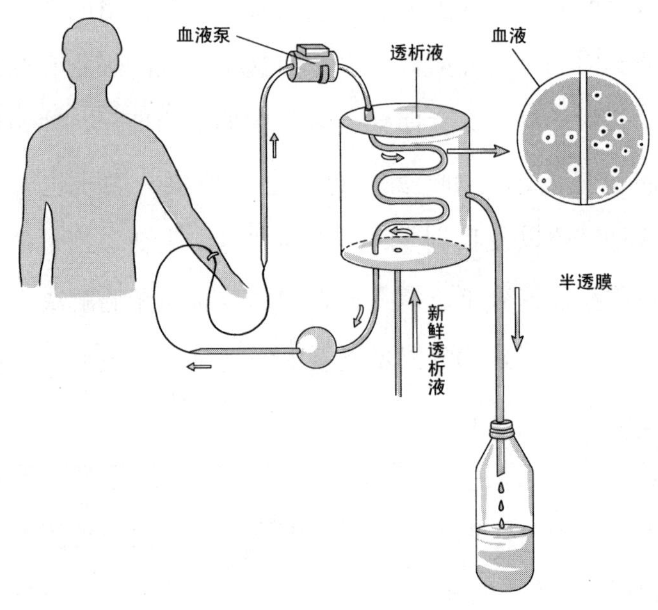

血液透析示意图

肾脏——这台人体的过滤器，每天承担着繁重的“工作量”。很多时候，在人们不经意的情况下，“劳累过度”的肾脏就会“病倒”了，如肾炎、肾盂肾炎、肾结核、慢性肾功能衰竭等。当肾脏出现上述任何一种病症时，都不仅会严重地影响肾脏工作，而且还会影响人体的健康。

得了肾病的人如果得不到及时治疗，就会导致代谢废物在体内积存，引起疲倦、呕吐、头痛、痉挛、昏迷以及出现血尿等尿毒症状，严重时可能危及生命。怎样救治肾脏失去功能的危重病人呢？

早在20世纪初，科学家们就开始研究制造人工肾来维持病人的生命，直到20世纪40年代初，荷兰医生科尔夫才首先研制成功了一种代替肾脏工作的人工肾，后经过许多国家的改进，制成了现代多种多样的人工肾。人工肾是模拟肾脏过滤作用的原理，将病人的动脉和静脉与人工肾连接，使血液通过人工肾中的过滤装置，析出病人血液中的代谢废物和有毒物质，同时还可以向血液提供人体需要的物质。换句话说，人工肾就是利用体外循环净化血液，所以又叫血液透析。这种方法挽救了许多病人的生命，为救治肾功能衰竭的病人开创了一条新途径。

肾移植是将别人的健康肾移入肾功能衰竭病人的体内，以取代病人的无功能肾脏的工作。在各种人体器官移植中，肾脏移植是开展最早并取得成功的一项。1902年，维也纳医生厄尔曼进行了第一次狗和山羊之间的肾脏移植。后来许多医生把猪、羊、类人猿的肾脏移植给病人，但都没有成功。1954年12月23日美国的默里等医生成功地进行了一对同卵双胞胎之间的肾脏移植。人们从此认识到，原来人与人之间不仅有血型上的差异，而且也有组织类型的不同，此后，医学家们经过不断地实践，较好地解决了不同组织类型器官之间的排斥反应，人类终于掌握了肾脏移植技术。

我国于1972年成功地进行了第一例人体肾脏移植手术。肾脏移植技术的突破为人体其他器官的移植开拓了道路。

七、精心呵护红细胞

● 奇怪的镰刀型红细胞

通身充满了血红蛋白，有着一副红扑扑的外表，两面略凹、圆圆身材的红细胞真是人见人爱。这些可爱的气体“运输兵”们，每天忙个不停，忠实地执行着红细胞的职能——携带和运输氧气。可是有一天奇怪的现象发生了……

20世纪初的一天，在非洲的地中海地区，有位黑人患了严重的贫血症。医生照例对他进行了血液常规检查。令人惊奇的是，这位黑人体内的许多红细胞都变成了弯弯的月牙状，或像是农村收割稻谷时所用的镰刀状，这是怎么回事呢？医学家为了研究这一奇怪的病理现象，将这类贫血症叫作“镰刀型细胞贫血症”。后来人们发现，只要某个家族中出现过有这种病史的人，那么，他的后代就有可能患这种可怕的遗传病，并且家族中患病的人以男性居多。可是病根在

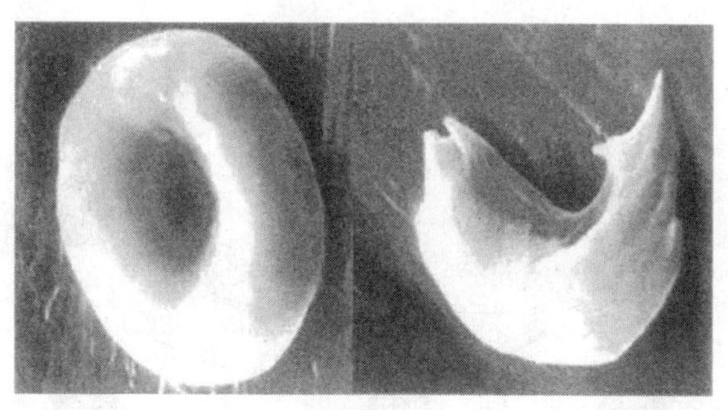

正常红细胞与镰刀形红细胞

哪儿呢？人们疑惑不解。

直至20世纪中期，随着细胞生物学的迅速发展，人类对组成红细胞的主要成分——血红蛋白的分子结构有了清楚的认识后，这个谜团才被解开。原来，“镰刀型细胞贫血症”属于人类的一种隐性遗传病，它的发病是由基因控制的。

血红蛋白是由四条多肽链各自连接一个血红素而构成的一种色素蛋白。正常成年人的血红蛋白（医学符号用HbA表示）是由两条α链和两条β链相互结合而成的，为椭圆形的四聚体。两条α链和两条β链都分别由141个和146个氨基酸顺序连接构成，具有一定的立体结构。打个比方说，就像574个小孩分成4组，第一、二组里分别有141个小孩，第三、四组里分别有146个小孩，每组里的两个小孩之间都是手拉着手站成一排，这样一共有四排，尤其注意的是每一个小孩站在哪个位置，和谁拉手都是固定的，一旦有谁站错了位置，就会出大乱子了！

血红蛋白多肽链的合成是由其相应的基因所控制的。由

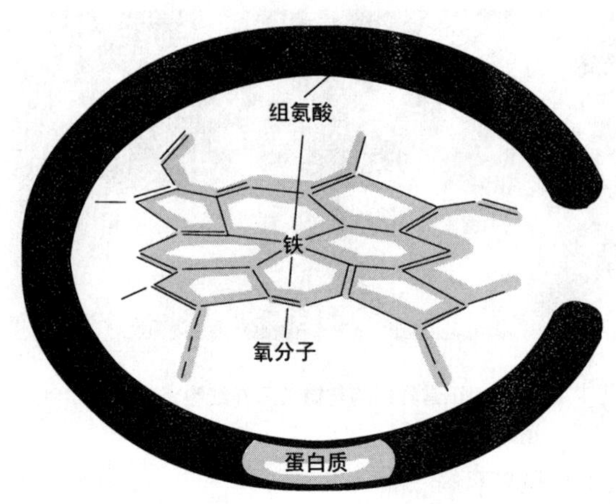

血红蛋白分子结构

于基因发生突变，致使体内形成镰刀型红细胞的异常血红蛋白（HbS）。科学家们研究发现，在构成血红蛋白的4条多肽链的全部574个氨基酸中，大部分氨基酸是相同的，所不同的只是一个氨基酸的差异，这两种血红蛋白在氨基酸组成上的差异可表示如下:

血红蛋白—A……缬氨酸·组氨酸·苏氨酸·脯氨酸·谷氨酸·谷氨酸·赖氨酸……

血红蛋白—S……缬氨酸·组氨酸·苏氨酸·脯氨酸·缬氨酸·谷氨酸·赖氨酸……

你看，在血红蛋白—S链中，一个“淘气”的缬氨酸站错了队，也就是说，正常血红蛋白（HbA）中的一个谷氨酸（其中一条β链上第6位氨基酸）被一个叫缬氨酸的“家伙”所替代了，从而构成了镰刀型红细胞的HbS。啊！对人类造成如此严重遗传病的“元凶”终于被发现了。

就是血红蛋白中这么细微的变化，使镰刀型细胞贫血症的患者在发病时出现严重而剧烈的骨骼、关节和腹部疼痛的感觉（医学上称为痛性危象）。这是由于异常血红蛋白（HbS）在脱氧状态下，会相互凝集而形成棒状物或卷绳样结构，促使红细胞变形成为镰刀状。这些变形了的细胞很容易阻塞血管，进而造成组织坏死。这时候就会使病人出现上述剧烈疼痛的症状。同时，变形的红细胞容易受到机械损伤而破坏，使病人体内红细胞在“壮年”时期就被溶解破坏掉，大量的红细胞往往“英年早逝”，这在医学上称为“溶血危象”。这种病常见于非洲和美洲的黑人家族中。患有这类病的患者往往因机体缺氧而在痛苦中死去，多数活不到成年。

● 精心呵护红细胞

人体的组织和器官需要稳定的氧气供应，而血液在机体的供氧活动中，起着至关重要的作用。

人体血液包括血细胞和液体两部分，血细胞是血液的有形部分，包括红细胞、白细胞、血小板；液体部分包括血浆。

我们知道，血液之所以呈红色，是因为红细胞内含有红色的血红蛋白。红细胞的含氧量不同，其颜色也不一样，动脉血因含氧量多而呈鲜红色，静脉血因含氧量少而呈暗红色。

正常人的血量约占体重的8%，也就是说，每千克体重约有80毫升的血液。我们可以计算一下：一个60千克重的成年人，大约有4800毫升的血液。其中绝大部分在心血管系统中流动的称为循环血，少部分滞留在脾、肝及皮下静脉等贮血库中。当人体剧烈运动、情绪激动或大量失血时，贮血库中的血可以释放出来参加血液循环，以补充循环血量。

红细胞是由骨髓产生的。成年人每天约有2000亿个红细胞由骨髓进入血液，同时有相应数量的衰老的红细胞被破坏，红细胞数量基本保持稳定。如果红细胞生成与破坏之间的平衡被打破，人就会产生一些疾病，最常见的就是贫血。

贫血是一种常见的疾病，一般来说，最常见的是缺铁性贫血。按照我国的诊断标准，成年男性的血红蛋白低于120克/升，成年女性的血红蛋白低于110克/升就可以诊断为贫血。一般来说，海拔每增高1000米，血红蛋白含量就约上升4%，所以生活在高原地区的人，血红蛋白比平原地区的人要高一些。一个人如果出现贫血，血液中的红细胞数量减少，血红蛋白含量不足，携带氧和二氧化碳的能力必然下降，这样人体就会供氧不足，产生头晕、心慌、气喘等症状。如果极重度的贫血持续时间较长，对心脏、大脑等器官将产生严重的危害，甚至可以威胁到生命安全。

那么，怎样预防缺铁性贫血呢？我们知道，红细胞生成需要很多营养物质，比如铁、多种维生素等。蛋白质是红细胞内的主要成分，红细胞通过血红蛋白来完成其输送氧气至各组织的功能。血红蛋白是由血红素和珠蛋白构成的，铁又是血红素的主要成分之一。因此，铁在血红蛋白的合成中起着重要的作用，也对红细胞的生成以及维持红细胞的正常功能起着重要作用。

人体内的铁元素来源主要有两种途径：一是体内血红蛋白等代谢过程中产生的铁（如衰老的红细胞破坏后血红蛋白分解的铁，骨髓造血剩余铁）的再利用；二是食物在铁的供应上起着举足轻重的作用，包括动物性食物和植物性食物。动物性食物包括各种肉类、蛋类、动物内脏等，主要含血红素铁，它的含铁量高，吸收率高；植物性食物包括各种蔬菜、豆类等，主要含非血红素铁，含铁量低，吸收率低。成人每日摄入的食物含铁量为10～15毫克。铁进入人体后，除了合成血红蛋白、肌红蛋白、构成含铁酶等外，还约有1/3的铁以铁蛋白的形式贮存在肝、脾、骨髓等脏器，在人体内铁缺乏时，贮存铁就会被动员出来以供需要。

我们知道，骨髓就像一个大工厂，它能利用各种造血原料，制造出人体需要的红细胞、白细胞与血小板。如果某些先天的或后天获得的原因如药物、放射线及病毒等引起骨髓造血功能障碍或衰竭，就会导致不同程度的血细胞减少贫血、出血或感染，这种现象称为再生障碍性贫血（简称再障）。再生障碍性贫血已成为人体红细胞的一大杀手。

● 英国的皇家病——血友病

19世纪，英国的维多利亚女王夫妇生了两个儿子和四个女儿。大儿子奥波德因患血友病在幼年夭折；二儿子爱德华继承了英国王位。另有两个女儿分别同正常男子结婚，各生下了一个女儿，其中一个与沙皇尼古拉二世结婚，生下一个患血友病的儿子；另一个嫁给西班牙皇室，也生了一个患血友病的儿子。从此，俄国的罗曼诺夫家族和西班牙的巴本家族都因娶了维多利亚女王的外孙女而造成了血友病的蔓延。维多利亚女王是引起血友病在皇室家族内“流行”的开始者。由于血友病与英国王室有这样的一段“不解之缘”，所以人们把血友病又称为“皇家病”。

血友病的主要特征是容易流血，而且一旦流血就不容易止住。有血友病的人只要皮肤轻微碰伤，或进行拔牙等小手术，都会导致难以制止的严重出血。遗传学的研究发现，患血友病的人的血液里缺少一种凝血因子——因子Ⅷ（抗血友病球蛋白），所以受伤流血时，血液不易凝结。在过去血友病患者常因微小的伤口而引起死亡，但现在因为人们已经了解了凝血机理，通过外科手术的矫正，男性患者只要生活中处处小心，他们也几乎可以跟正常人一样地生活了。那么，血友病为什么“偏爱”男性呢？

原来，人的性状都是由体内的染色体上所携带的基因控制的。人的体细胞中有46条染色体，可以配成23对，其中的22对在男人和女人中都是一样的，另外一对在男人和女人中是不一样的，这就是性染色体。在女人中，两个性染色体成对，它们都叫作X染色体，通常写成XX；而在男人中，两个性染色体中只有一个是X染色体，另一个则很小，叫作Y染色体，Y染色体与X染色体成对存在，通常写成XY。由于染色体上都带有控制性状表现的基因，如果某种致病基因位于常染色体上，那么这种病在人群中男女的发病概率相等；如果致病基因正好存在于性染色体上，那么这种病就会“错爱”男性或女性了。

科学家们研究发现血友病基因（用h表示）在X染色体上，是隐性遗传的，而且Y染色体上没有它的等位基因。把X染色体上的血友病基因记作X^h，这里X代表染色体，右上角的h代表它所带的血友病基因。男人只有一个X染色体，如果上面有血友病基因（X^hY），血友病症状马上显示出来，而女人有两个X染色体，只有X染色体上都带有一个血友病基因（X^HY^h）才能显示出血友病来，所以像血友病这样的隐性遗传病患者几乎都是男性。

如果女性从母亲那里继承了血友病基因（X^HX^h），由于正常基因H强有力的遮盖作用使得血友病基因h不能“发作”，这样的女子外表看起来一切正常，在遗传学上把X^HX^h

这样基因型的女性称为血友病基因的携带者。前面提到的维多利亚女王就是这样一个血友病基因的携带者。女性携带者与正常男子结婚后，生下的女儿的基因型有两种X^HX^H和X^HX^h，外在表现都是正常的；儿子的基因型也有两种，一种是X^HY，表现正常，另一种是X^hY，则是血友病患者。所以男子血友病基因不传儿子，只传女儿，但女儿一般不显现血友病，却能生下患血友病的外孙，这样就在代与代之间出现了不连续的现象，且患病者大多数都是男性。

● 警惕“第三者”插足

红细胞不仅是人体氧气的运输兵，又是血细胞家族里的核心“人物”。红细胞在人体旅行的过程中，不断地与氧分子结合，并携带着氧分子走遍“大江南北”，与氧分子产生了亲密无间的“友情”。尽管如此，当在特殊情况下，血液中出现某些“外来妹”—— 一氧化碳时，在红细胞这里也会发生令人不愉快的事情。

一氧化碳又叫煤气，它是一种无色、无嗅、无味的气体，体重比空气还轻。一氧化碳的外表“朴实无华”，因此，吸入后极不容易被人发觉。一氧化碳有个明显特点就是它能与血红蛋白结合，成为一氧化碳血红蛋白。一氧化碳与血红蛋白结合能力要比氧与血红蛋白的结合力高240多倍，而且形成的结合物的稳定性又比氧与血红蛋白形成的结合物的稳定性强3000多倍，所以血液中大量的血红蛋白一旦都被一氧化碳“抢占”了，能携带氧分子的血红蛋白比例就会大大减少了，这样的直接后果就是造成组织细胞内缺氧，时间一长，就会使体内细胞因“窒息”而死亡。

进入机体的一氧化碳还会和一些含铁的酶结合，进一步影响组织“呼吸”。人的中枢神经对组织缺氧最敏感，首先脑血管会发生痉挛，然后扩张，使大脑皮层水肿、出血和软化，从而引起头晕、头痛、呕吐，昏昏欲睡，直至昏迷不醒等一系列神经系统中毒症状。这种症状的发生就是一氧化碳这个“第三者”插足在红细胞与氧分子之间，造成人体中毒的现象，叫作一氧化碳中毒，即煤气中毒。

一氧化碳是由于燃烧物燃烧不完全而产生的。可以说，哪里有燃烧哪里就可能有一氧化碳。煤气中毒常发生在冬天，冬天室内生煤炉取暖，若门窗紧闭，又不装烟筒，屋子里就会不断积蓄一氧化碳，时间一长就容易出现煤气中毒。预防煤气中毒，要注意室内通风，并经常检查烟道是否漏气。

煤气中毒程度的轻重与空气中的一氧化碳浓度和接触时间长短以及人的躯体状况有关。老人、儿童和孕妇或有心肺疾病、贫血症的人，中毒症状往往比较严重。对一般人来说，一氧化碳和血红蛋白结合物占血红蛋白总量的10%以上时，就会有轻度中毒症状出现，感到头痛、恶心、站立不稳

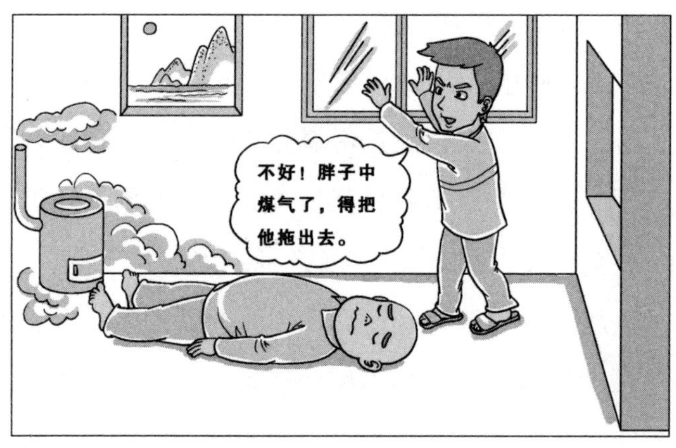

煤气中毒事故经常发生在我们身边

等。这时只要及时离开中毒环境，吸入新鲜空气，症状就会消失。

中等程度的煤气中毒，还会出现呼吸、心跳加快、烦躁、行走困难等，并渐渐昏迷，如果没有及时发现，继续留在中毒环境里，就会发展成重度煤气中毒，出现手足冰冷、呼吸困难、脉搏微弱、血压下降等，有时还会发高烧，常可造成死亡。

一旦发现有人煤气中毒，要立即打开门窗，把病人迅速抬到空气新鲜的地方，松解衣服，使病人呼吸更加自由，但应注意保暖。对昏迷的病人可手掐人中。如已停止呼吸要及时进行人工呼吸和体外心脏按摩，有条件的最好吸氧，并尽快送医院抢救。

● 可恶的血液病

癌症是现代人类生活中的一大“瘟疫”，据统计，全世界每年约有600多万人的生命被癌症吞噬。因为癌症早期不易发现，后期又不好治疗，人们常常“谈癌色变”。

在形形色色的恶性肿瘤——“癌”中，白血病的排名并不在前五位。然而，在青少年尤其是儿童因癌症死亡的病人中，白血病竟是头号杀手。攻克白血病，成为许多科学工作者孜孜以求的目标。

俗称“血癌”的白血病，人们对它并不陌生，它是人体造血系统的恶性肿瘤。由于血液中的血细胞种类及其发育阶段各不相同，加上起病的轻重缓急又不一样，白血病的类型有20种之多，十分复杂。

众所周知，有机体的细胞和整体都要经历生长、成熟和凋亡的过程，所谓“长生不老”“万寿无疆”是不符合自然规律的。现代科学研究发现，这一自然过程是受基因及其所编码的蛋白质精细调控的。当这一调控作用失灵时，细胞就会出现无限增生、分化障碍或凋亡受阻；而本该发挥正常作用的细胞一旦变成“恶性细胞”后，便开始损伤机体。例如，白血病细胞到处浸润，导致出血、贫血、感染……因此，肿瘤已被公认是“基因疾病”。

生物体内一个正常细胞在致癌因素的干扰下，往往会转成癌细胞，癌细胞无限制地分裂，疯狂繁衍，蔓延致病。同时，癌细胞具有很强的移植性，任何一个微小的“癌原”，借助血液循环都可移动到身体各处，一旦找到适宜生长的地方，它就会立即“安营扎寨”繁衍生息。因为癌细胞多具有强大的分裂能力和很强的转移能力，隐蔽性又强，所以征服癌症成了当今医学上的重大课题。

大量的科学研究表明：诱导正常细胞癌变的因素有多种，如化学的、物理的和生物的，等等。

化学致癌物有上千种，如砷、石棉、铬化合物、镍化合物等都是致癌的无机物；煤炭燃烧过程中干馏得到的黑褐色的煤焦油、受潮变质的“花生豆”上所生长的黄曲霉等是致癌的有机物。尤其值得注意的是，在近年来兴起的家庭装修热潮中，装修材料中的有毒物质也是诱发青少年儿童患血液病的一个“罪魁祸首”。

物理致癌物有放射性物质发出的电离辐射、X射线和紫外线等。

生物致癌物是指能引起癌变的瘤病毒：DNA肿瘤病毒、RNA肿瘤病毒等。近代分子生物学的研究还揭示出细胞的癌变与癌基因的活动有关。当癌基因处于“休眠”状态时，细胞表现正常活动状态，当癌基因受外界条件刺激或自身生理因素的刺激而“启动”时，就会在癌基因的控制下迅速合成

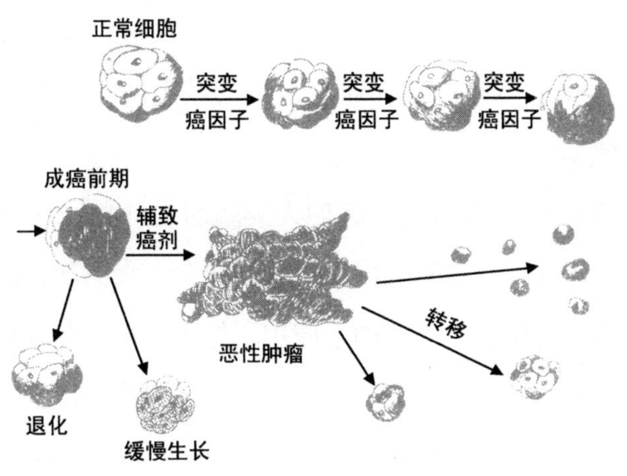

细胞的癌变

癌细胞所需要的蛋白质，使正常细胞失去“理智”而变成疯狂的癌细胞。

多年来，世界各国已投入数十亿美元的经费和数以万计的科学家进行研究，但迄今为止，未有一个征服癌症的万全之策。目前，使用的抗癌剂或放射性疗法，只是消极地抑制或杀死癌细胞，这些抗癌方法都有一个致命的弱点，那就是同时杀死正常细胞。因此，使用抗癌剂和接受放疗的人，在治疗过程中必须经常检查白血球，如果白血球低于3000，就必须中止治疗，这样就又给癌细胞大量繁殖的可乘之机，这也是癌症难以治愈的主要原因。20世纪70年代，我国医学工作者在临床上根据“以毒攻毒”的中医理论，用砒霜治疗肿瘤获得一定效果。具体说来，用三氧化二砷治疗某些类型的白血病，尤其是急性早幼粒细胞白血病取得了良好效果。

科学研究发现，细胞增生失控、分化障碍或凋亡只是肿瘤发生的表象，而从本质上揭示肿瘤的发病机制，必须深入到基因水平，探讨隐藏在表象后面的基因结构的变化或表达上的异常。

20世纪80年代后期兴起的人类基因组计划，在世纪之交取得重大进展。这些基因研究成果，将会大大推动和加速白血病基因水平的研究。此外由于应用了先进的药物合成和筛选方法，科学家们正竭尽全力寻找治疗白血病的药物，包括新的化疗药物、诱导分化剂和诱导凋亡剂。因此，通过基础医学和临床医学“两条腿”走路，相信21世纪是能够攻克白血病的。

● 神奇的干细胞

这是一个真实的故事：2001年6月19日，上海母亲唐铮的造血干细胞被顺利移植到白血病患者、沈阳女孩郭娜的体内。经过医护人员的精心护理，郭娜未出现严重的排斥反应，各项生命体征均正常。有关检验报告显示，郭娜的白细胞已由0迅速攀升至8000，供体唐铮的造血干细胞在郭娜体内种植成活，并迅速生长。

目前，干细胞成了科技新闻的热门话题。却有许多人并不知道干细胞是怎么回事。甚至有人猜想细胞晾干后大概就是干细胞吧。

所谓干细胞，意思是主干或起源，类似一棵树干可以长出树杈、树叶、开花、结果。严格地说，干细胞是尚未分化发育，能生成各种组织器官的起源细胞。

干细胞大致可以分为三种类型：胚胎干细胞、组织干细胞和专能干细胞。胚胎干细胞又称全能干细胞，是从哺乳动物包括人的早期胚胎分离培养出来的。它的一大特点是具有发育的全能性，可以参加整个生物体的发育，构成人体的各种组织器官。受精卵便是一个最初始的全能干细胞。

胚胎干细胞在进一步的分化中，可形成各种组织干细胞，又称多能干细胞。它具有分化出多种细胞组织的潜能，但不能发育成完整的个体，如血液组织干细胞、神经组织干细胞和皮肤组织干细胞等，多能干细胞进一步分化，可形成专能干细胞。专能干细胞只能分化成某一类型的细胞，如神经组织干细胞可以分化成各类神经细胞，血液组织干细胞可以分化成红细胞、白细胞等各类血细胞。

干细胞主要来源于胚胎，而且可以分化出很多种类，根据它们的种类可以加以利用，为人类服务。

由于干细胞是未成熟细胞，尚未开始分化，但具有再生各种组织器官的潜能，因此，人们寄希望于利用干细胞在体外繁育出代替病变的组织或器官。

在现有技术下，研究人员已经能在体外鉴定、分离、纯化、扩增和培养人体胚胎干细胞和各种组织干细胞。可以说，如果采用培养人体自身干细胞的方法，就可以治疗人的各种疾病，比如在器官移植上，提取病人自己的细胞，尤其是能从胚胎中找到干细胞在人体外进行培养，就可以生成各种器官，以供患者移植使用，而且这样的器官可以不会受到排斥，就像蝾螈的断肢再生一样。

此外，干细胞在治疗癌症、心脏病、糖尿病、皮肤烧伤等人类许多顽症方面都有不可替代的重大作用。如帕金森氏综合征患者主要是神经细胞在功能上出现紊乱，如果能给患者注入健康的神经细胞，就会有治疗效应；如果能从胚胎中鉴别和提取能生成黑色素细胞的干细胞，就可以用这样的干细胞很容易地分化培养出大量黑色素细胞，以治疗白癜风。

最新的研究发现，干细胞不但能再生某些组织，而且可以衍生成与其来源不同的细胞类型。如把血液干细胞放到脑组织中，在大脑环境中，血液干细胞有可能分化成神经细胞。反过来，如果将分离出的神经干细胞移植到骨髓里，它还可以变成血液细胞。正是由于人的胚胎干细胞培养成功和组织干细胞对人类健康的潜在价值，因而引发了世界范围内的干细胞研究热。

● 漫话贫血

在单位体积血液中，血红蛋白浓度、红细胞计数或红细胞压积低于正常最低值，就称为贫血，其中以血红蛋白浓度较为重要。具体地说，生活在海平面的居民的血红蛋白测定值，成年男性低于120克／升，成年女性低于110克／升，一般就认为是贫血。

我们知道，血红蛋白是红细胞的重要组成成分之一，血液之所以呈红色，是由于红细胞的主要成分——血红蛋白所决定的。血红蛋白的性格活泼，易与氧结合，又极易与氧分离，它在人体内担负着输送氧气的特殊使命，称为人体内运氧的船队。也就是说，红细胞的生理功能主要由血红蛋白来完成。

红细胞的生成是一个非常复杂的过程，除要求骨髓有正常的造血功能外，还必须要有充足的造血原料，二者缺一不可。制造红细胞的主要原料是蛋白质和二价铁，同时必须保证有适量的维生素B_{12}叶酸等辅助原料的供应，此外，生成红细胞尚需要多种维生素及铜、锰、锌等微量元素。

骨髓是人体的造血器官，血液中的红细胞、白细胞和血小板都是在骨髓中生成的。一般地说，引起贫血的原因可能是骨髓生成红细胞减少，或缺乏造血原料影响红细胞分裂和成熟，也可能是红细胞破坏较多。在医院里，骨髓穿刺有时是诊断贫血类型的必要手段。骨髓重量约占人体重量的7%，专业医务人员对病人做消毒和止痛后，从骨髓腔中抽取1毫升左右的骨髓液，进行化验确诊，这样做对人体健康是毫无影响的。

缺铁性贫血，顾名思义是人体内缺乏了生产红细胞的铁原料而引起的贫血。铁是重要的造血原料，也是人体细胞生理反应过程中许多酶的重要组成成分。因此，缺铁不仅会造成贫血，还会降低这些酶的活性。一个人如果饮食中缺乏足够的铁质；人体对铁质的吸收不良；失血过多；血管内溶血或血红蛋白尿等都是可能引起贫血的因素之一。补铁是治疗缺铁性贫血的方法之一。但是，长期过量补铁，如每天摄入100毫克以上，会使肠黏膜失去调控铁质吸收和维持正常功能，久而久之，过量吸收的铁质会沉积在心、肺、胰腺等组织，引起心功能不全、肝硬化、糖尿病等疾病，所以补铁也要在医生的指导下进行。

再生障碍性贫血，简称再障，主要是由骨髓造血障碍引起的，最常见的原因是氯霉素等药物过敏及苯等有机物中毒。它的特点是骨髓造血组织明显减少，主要表现为贫血、感染和出血。目前治疗再障的最有效方法是骨髓移植。

“蚕豆病”俗称胡豆黄，也是贫血中的一种类型。这是一种因进食蚕豆引起的急性溶血性贫血。患这种病的人主要是由于其红细胞上缺乏葡萄糖6–磷酸脱氢酶，因为这种酶主要负责为红细胞提供能量。有这种病史的人，平时没有症状，一旦吃了蚕豆，体内的这种酶就会发生变化，引起红细胞能量代谢异常，并导致急性溶血性贫血。

在医学上，贫血按照红细胞的形态学可以分成多种类型，上面叙述的也只不过是其中的几种。但我们不难看出，无论是哪一种类型的贫血，最直接的受害者首先是血液中的红细胞。所以为了人体的健康，我们要精心呵护红细胞啊！一旦得了贫血病，也千万不能大意哟！

● 后来居上的脐血移植

脐血是为胎儿输送养料的运输部队，胎儿在脐血的哺育下健康地成长。过去，当胎儿离开母体后，脐血就被认为是完成了它的历史使命，弃之无用了。目前在高新技术的支持下，医学科学家将脐血变废为宝，为千千万万血液病患者带来了光明。

什么是血液病呢？细胞是搭建人体的基石，在血液中也有大量的血细胞。当血细胞出现异常，不能肩负原来的重任时，就会引起各种血液疾病，如白血病、再生障碍性贫血，等等。这些疾病成为危害人体健康的杀手。目前骨髓移植被认为是最有效的治疗方法。因为骨髓移植中移植的骨髓细胞能分化成各种血细胞的造血干细胞。但是，骨髓移植受到很大的限制，就像输血时，要根据ABO血型输入相配的血，骨髓移植要植入组织配型相适的骨髓，以免发生严重的排斥反应。但是要在茫茫人海中找寻合适的骨髓是极其困难的。

近年来，科学家发现脐血中含有丰富的造血干细胞。脐血中的干细胞比成人骨髓中的干细胞更原始，有利于重建永久的造血功能，而且发生排斥反应的机会少，对组织配型的要求也不那么严格。而且脐血中的干细胞含量非常丰富，比骨髓中的干细胞含量要多10倍，一般只需50毫升就能够满足手术的需要。一份脐血就能挽救一个生命。

1981年1月，我国医学工作者首次对一例重症乙型地中海贫血患者实施脐血移植手术。脐血被一滴滴输入患者静脉。在医护人员的精心护理下，患者平稳地度过了危险期。经分子生物学技术检测，供者的脐血干细胞已植入患者体内并生长、繁殖，代替了患者原有的造血功能，手术获得了成功。

近年来，骨髓移植一直是许多患者的唯一希望，他们期待着有人能慷慨地捐献骨髓，来迎接生命的回归。但是由于配型困难而使许多患者失去了最后的希望。现在脐血移植为患者提供了一个新的选择。从理论上说，凡需要骨髓移植的疾病都可由脐血移植来代替。由于脐血移植成功率高，收集方便，在同样的条件下，应首先选择脐血移植来治疗疾病。

后来居上的脐血移植，它必将燃起更多的生命之火。

八、神奇的人体屏障

● 人体第一屏障——皮肤

皮肤是人体的第一道防护屏障，又常被形象地称为人体理想的外衣。皮肤包括毛发、指甲、皮脂腺、汗腺等附属器官。毛发、指甲是变了形状的皮肤。

皮肤覆盖在人体的表面，它的面积的大小，依据一个人的高矮胖瘦而有所不同。成年人全身皮肤的总面积大多数在1.5～2.0米^2，平均约为1.7米^2。一个人全身各处皮肤的厚度是不一样的。手掌、足底的皮肤最厚，面部、腋窝等处皮肤最薄，平均在1~4毫米。

皮肤的结构主要由表皮和真皮组成。

表皮在身体的最外层。组成表皮的细胞有两类：一类是可以不断分裂、生长、分化并向体表逐渐角化的细胞；一类是细胞不角化，细胞质向周围伸出细而长的分枝或突起的细

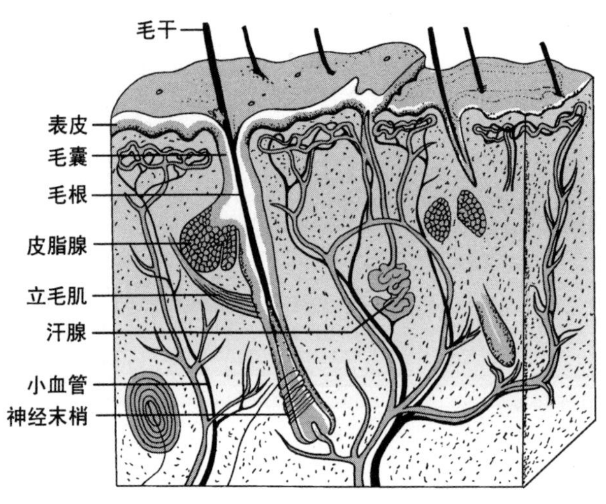

皮肤的结构

胞。平时，如果我们的手掌或足底经过较长时间的摩擦后，有时会出现水泡，而并不流血，这是因为人的表皮里没有血液供应，也就是说，表皮是人体内的红细胞永远也到不了的“死角”。表皮细胞的营养是由下面的组织扩散而来的。

很多人都有过这样的经历：若在夏天的烈日下暴晒的时间长了，皮肤会晒坏脱落，这晒脱的部分是表皮的最外层。平时，它不断地在死亡，也不断地从表皮的内层新生出来。死亡后脱落下来的表皮外层，就是皮屑。在人生漫长的岁月里，我们的皮肤所以能始终保持柔嫩，与表皮的这种新陈代谢作用是分不开的。

尽管表皮的生长和脱落是一个缓慢的过程，但每天都有数百万个表皮细胞从里面一点点地向外推，每天也都有数百万个表皮细胞被衣服磨掉或在洗澡过程中脱落下来。对此，我们也许毫不在意。可是你知道吗，在一个人一生中，总共约有18千克的表皮要以碎屑的形式脱落呢！不要担心，大约经过27天，全身的表皮就会全部换上一件“新衣”。

表皮的下层是真皮。真皮是由大量结缔组织和弹性纤维构成的，它使得皮肤既有弹性，又有韧性。真皮里含有错综复杂的神经、血管和腺体。在每平方厘米的真皮里——相当于我们人的小拇指甲大小的范围，就约有400厘米长的神经，几百个神经末梢，10个毛囊、15个皮脂腺和约100厘米长的血管。真皮内的毛细血管，可以说是红细胞所到达的人体的“边境线”了，这些纵横交错成网的毛细血管可以及时地供给真皮所需要的营养物质，同时把人体“边境线”上的细胞所产生的代谢废物运走。

由于真皮是位于“边境线”上，所以真皮也就有一些别处细胞所没有的“开放搞活”的政策，这就是它们具有汗腺。汗腺位于真皮深层或皮下组织内，呈管状，盘曲成团。在人体的皮肤内散布着约200万之多的汗腺，这些汗腺几乎每时每刻都在连续不断地从血液中提取水分、盐分和一些废物（如尿素），并把这些废物直接排到体表，并使人体的表面呈弱酸性，限制了细菌繁殖，也增强了皮肤抗感染的能力。汗腺在人体内起到了调节体温、水盐平衡、排泄废物的作用。

真皮内的神经末梢的分布也数量惊人。每平方厘米就有数以千计的感觉神经末梢。这些密布的神经末梢能及时将外界的危险（如烫、痛等）报告大脑，将外界的冷暖通知身体，使人体对外界的反应更加灵敏。

真皮以下主要是由非常疏松的结缔组织构成，并含有大量的脂肪组织。它们的主要作用是连接皮肤和肌肉之间的组织，对体温的维持和缓冲来自体内外的压力有一定的作用。皮下组织所含的脂肪可因年龄、性别和身体部位而有所不同。

皮肤是人体中的第一屏障，被称为人体理想的外衣。我们知道，空气中有大量的微生物，这其中的一些坏家伙总是想钻到我们的躯体里去作恶。它们想从鼻腔、口腔进入，但遇到呼吸系统、消化系统的“卫士们”的迎头痛击。它们想从皮肤上寻找入侵的通道，可结实的皮肤就像万里长城般挡住了它们的去路。

皮肤是人体与外界接触的第一道防线，它的保护作用很重要。有人检验过，在人体的表面，每平方厘米就有4万个微生物。洗一个澡，可以洗下上亿个微生物。这些微生物虽然不一定都是“坏家伙”，但其中的确有不少能使我们生疮化脓的病菌。皮肤不但挡住了它们，而且分泌的酸性物质抑制或杀灭了它们。要是没有皮肤的保护，人体就会被病菌闹得永不安宁了。

皮肤的保护功能还表现在许多方面。比如，皮肤很耐磨。我们每天用手做这做那，用脚走来走去，通常是不会使手脚磨破的。皮肤具有弹性和韧性，能抵御不太厉害的撞击，也能耐受搔抓。皮肤可防水，即使你在游泳池里待上几小时，也不会有问题。除了高浓度的酸、碱和盐外，皮肤能抵挡多种化学品的袭击，还能阻碍太阳光中的紫外线穿透身体而伤害内脏。

此外，皮肤还有散热和保温的作用，有感知冷、热、痒、痛等感觉作用，有分泌皮脂、润泽皮肤和排泄废物的作用，还有某种呼吸、吸收和代谢的作用，等等。可见，皮肤对人体有多么重要的作用啊！

如果我们把皮肤比作是穿在身上的一件外衣的话，那么这可是一件最贴紧、最合身、用途最多、功能最全的外衣，是人世间最理想的外衣！

● 奇异的血脑屏障

由于红细胞“手持”着一张“特别通行证”，使得红细胞在人体里可以畅通无阻。即使是人体内最高级的司令部——脑，血液的供应也极为丰富，科学研究已经证实：自左心室流出的动脉血中约有15％进入脑组织，每分钟约750毫升。如此大量的红细胞为人的最高级司令部带去了“丰盛的营养”。

中枢神经内神经元周围的微细间隙中的各种成分必须维持最合适的浓度。只有在这样相对恒定的环境里，才能保证神经元的正常生理活动。脑脊液和神经元周围间隙内的化学成分与血浆不同。在机体的其他部位，血浆中有些物质可以自由通过毛细血管壁到达组织内，但血浆中的一些物质要到达脑组织，则要受到很大的选择与限制，甚至有些物质根本不能通过。科学家们做过这样一个实验：将某种少量台盼蓝染料注入静脉内，随着血液循环，不久就将体内所有的组织都染上了蓝色，只有脑组织例外，它并不着色。但若将少量的该染料直接注入与脑组织相通的脑脊液中去，则脑组织也很快被染上了蓝色。这个事实说明，在毛细血管与脑组织周围的间隙和脑脊液之间，存在着一种屏障，这就是血脑屏障。因为脑是人体内非常重要的“核心”机构，所以在脑组织的周围就出现了“特别护卫队”，即由脑膜和脑的毛细血管壁构成的血脑屏障。血脑屏障能选择性地让某些物质通过，而其他物质则不易通过。也就是说，随着血液循环走到这里的红细胞及其带来的各种养料，都在血脑屏障前交给血脑屏障，再由脑膜中的“特别护卫队”认真仔细地侦别后，由脑膜选择并带入，将氧和养料带给脑组织。这样一来，“手持”“特别通行证”的红细胞也就“谢绝入内”了。

正是由于脑组织外有了这么严密的“防守”，所以在一般情况下，随着血液流动，“混迹”于血细胞之中的某些坏蛋——病毒微生物等都很难穿透这一层屏障。所以，平常生活中脑的炎症非常少见，但是一旦发生，就会带来严重后果。

婴幼儿时期，由于血脑屏障还不健全，所以就容易发生脑膜炎或乙型脑炎。

人体内的屏障系统犹如国境线上的围墙和界河，起到阻挡作用。而血脑屏障则像重要部门的单独岗哨，构成双保险，警惕地保卫着人体的安全。

● 神圣的胎盘屏障

在母体的子宫里，孕育胎儿的时候，为了保证胎儿不受外界病毒微生物的侵扰，在子宫内的胎盘处也有一层特殊的屏障——胎盘屏障。

人类的胎盘呈扁圆形，在母亲怀孕6～9周开始形成，3个月后完全成形。足月出生孩子的胎盘直径10～20厘米，厚2~3厘米，重500～600克。

胎盘是母体与胎儿之间的“生命之桥”。胎盘能制造和分泌许多性激素，这些激素能促进胎儿的生长；胎儿通过胎盘从母体中吸到氧气，也通过胎盘经母体排出二氧化碳，胎盘就像肺一样是胎儿与外界进行气体交换的场所；胎盘还有排泄作用，胎儿代谢产生的废物，通过胎盘送入母体血中，然后由母体排出；日长月大的胎儿需要养料，所有的养料也全都由母体经胎盘供给。

为什么把胎盘又称作是保护胎儿的神圣的胎盘屏障呢？胎盘屏障是由母体子宫内膜和胎儿的绒毛膜组成，这层屏障

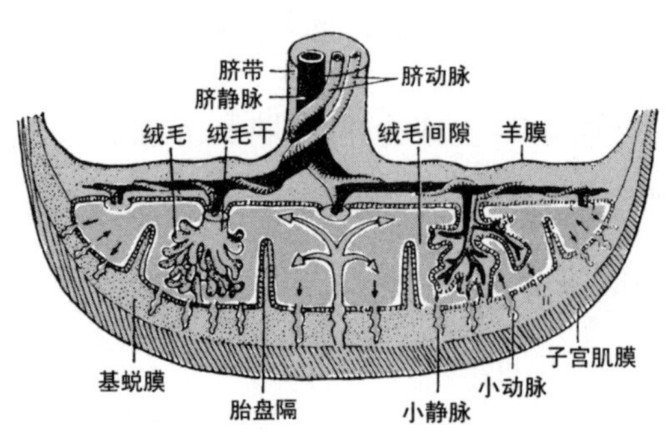

神圣的胎盘屏障

只允许母体的小分子营养物质可以通过，但大分子物质和病毒微生物“拒绝”入内，假如母体血液中有了细菌、病毒等等，胎盘就会像卫兵一样将这些不速之客拒之“门外”，以保护胎儿的生命安全。母体的疾病一般之所以不会祸及胎儿，就在于胎盘的屏障功能。否则，娇嫩的胎儿怎能经得起病菌的侵害，又怎能“安心”发育呢？

当然，胎盘的屏障功能也是有限的，在母亲怀孕的早期，尤其是前3个月，胎盘发育尚不完全，母体感染病毒后，病毒可趁机经过防御设施还不健全的胎盘进入而侵扰胎儿，引起胎儿发育不良，导致胎儿畸形、流产或死亡；如果在母体孕期使用链霉素等药物，这些药物也能借助血液循环并穿过胎盘屏障而危害胎儿，所以无论怎样，母体都应当努力防止有害物质侵入机体，以免祸害胎儿。

● 人体中的免疫先锋

人体中有了皮肤屏障、血脑屏障以及胎儿时期的胎盘屏障，但是，偷越国境线的敌对分子还是时常出现。这些敌对分子进入人体后，往往会受到体内防御系统的强烈抵抗，这就是我们这里要讲的人体内的免疫先锋。

这些免疫先锋的战士们主要来自红细胞的兄弟们。

最先接到细菌入侵信号的是单核吞噬细胞和血液中的有粒细胞，它们都是白细胞家族中的一种，存在于身体的各个部位。无论细菌从何处进入，都会被它们发现，如肝脏中的枯氏细胞、结缔组织中的组织细胞和肺、脾、淋巴结中的巨噬细胞，还有随血液周游各地的单核细胞等。细菌进入人体后释放出的趋化因子吸引大量的单核吞噬细胞向细菌移动，接触细菌后，吞噬细胞迅速伸出突起将细菌包围起来，吞入细胞内，细胞中所含有的溶酶体随即将细菌杀死并消化掉。

但是，有的细菌被吞噬后，不能被溶酶体所杀死，反而在吞噬细胞内生长繁殖，甚至有的细菌还能将吞噬细胞杀死，自细胞内逃出，继续危害身体。有时进入体内的细菌数量太多，吞噬细胞也不能将它们及时杀灭。这时，体内抗感染的最强大的部队——淋巴细胞，闻讯也迅速投入战斗。

最先进入战场的是T淋巴细胞，T淋巴细胞有许多种类，有的T淋巴细胞仅仅是在细菌聚集的部位停留一会儿后，马上离开。但你千万不要将它们当作临阵脱逃的胆小鬼，这些细胞有个特殊功能，它能一辈子记住这些入侵者的形象，并不断在体内巡逻，当同样的细菌第二次再进入人体时，马上

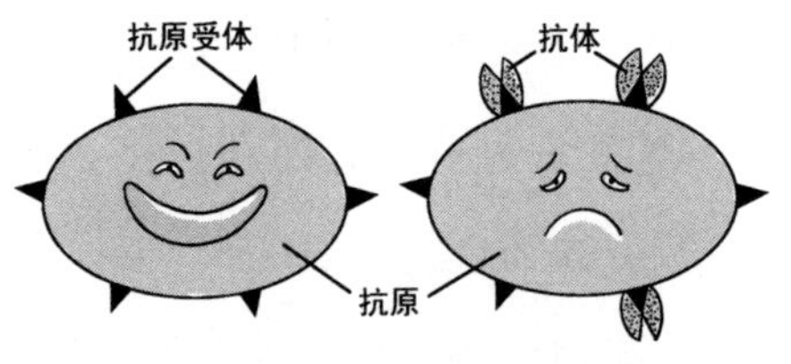

抗原与抗体的结合

会被这种T淋巴细胞和其他免疫物质及时将它们消灭，所以人们称它们为记忆性T淋巴细胞。记忆性T淋巴细胞的数量和种类繁多，每一种病源都有相应的记忆淋巴细胞，它们之间互相很少混淆。

另一类T淋巴细胞进入战场后，直接黏附到细菌上，与细菌同归于尽，还有些T淋巴细胞会分泌出多种淋巴因子，增强其他淋巴细胞和巨噬细胞的吞噬和杀伤力，为战场提供火力支援。更重要的是T淋巴细胞还能将另一种B淋巴细胞唤醒活化，被活化的B淋巴细胞分化成为浆细胞，浆细胞可产生另一种杀死病原的物质——抗体。

免疫系统为人体反击外界的侵略提供了保障，但并不是所有的免疫反应都是有益的。如自身免疫性疾病，在某些情况下，T、B淋巴细胞发生异常，或者人体自身的某种成分发生异常，引发免疫系统攻击自身组织，引起组织损伤，产生疾病。如甲状腺机能亢进、系统性红斑狼疮、慢性活动性乙型肝炎、部分青少年糖尿病、特发性血小板减少性紫癜等都是这种情况。

许多人都知道，青霉素使用之前应该做皮试，以鉴别使用者是否对青霉素过敏。其实，青霉素本身并不是一种抗原，但其在体内分解代谢后产生的成分与蛋白质结合后就成为抗原，可刺激体内产生抗体，当再次接触青霉素后，引发抗原抗体反应，反应的剧烈程度甚至会导致严重的过敏性休克而危及生命。实际上，不仅是青霉素，自然界中很多东西都可以引起过敏，有些人吃了新鲜的鱼、虾、蟹等食物后，引起胃肠炎，这是一种食物过敏。还有的人到了春天满身会长出一些瘙痒难忍的红斑，这是皮肤过敏。如果不是你自己处于这种情况，你可能根本就不相信，有人居然对冷空气过敏，寒潮一降临，支气管哮喘就会发作。这些也都是免疫反应，只不过它们造成的情况对机体有害的程度不同而已。

但不论怎么说，免疫系统为人体所做的贡献还是有目共睹的，功还是远远大于过的。在我们人的机体中，大约有20万亿个细胞，它们在每一秒钟里都要分裂出400万个细胞，在不断复制中，极个别的新产品（细胞）、难免会出现“越轨”行为，在某一方面发生差错。及时对这些细胞进行免疫监视、杀死异己、保护机体等工作都是人体内的免疫系统承担的，应该说免疫系统是人体内当之无愧的免疫先锋。

● 健康人体的“三把扫帚”

机器通过大修除锈加油，可延长使用寿命。人体像机器一样，在新陈代谢过程中也会产生“废物”，但不能拆开清洗。怎么办呢？幸好，在健康的人体内有“三把扫帚”，可以经常为人体进行大扫除，清洁众多“零部件”。让我们看看是哪“三把扫帚”吧。

第一把是“物理扫帚”。它们主要是一些食物纤维，包括纤维素、半纤维素、果胶等。它们具有独特的物理特性，能像海绵一样，吸附肠道内的代谢废物以及随食物进入体内的有毒物质，并同时排出体外，缩短有毒物质在体内的滞留时间，减少肠道对有毒物质的吸收。同时，它们又像一把刷子，可清除粘在肠壁上的有毒物质和有害菌，使大肠内壁形成光滑的薄膜，利于食物残渣快速通畅地排出体外。

第二把是“化学扫帚”。它们是一些抗氧化剂，如维生素E、维生素C、β－胡萝卜素、类黄酮等。维生素E是最重要的自由基清除剂，能阻止脂质的过氧化作用。维生素C有多种抗氧化作用，可以除去有氧化作用的空气污染物的毒性。随着年龄的增长，人体的自由基清除能力有所下降，这时需要补充一定的抗氧化剂，以延缓衰老和维护健康。

第三把是“生物扫帚”。这是指自由基的酶类清除剂，即抗氧化酶以及“居住”在肠道内的益生菌。在酶类清除剂中，最出名的是超氧化物歧化酶、过氧化氢酶、谷光甘肽过氧化物酶等几种。由于体内抗氧化防御机制并不能完全有效，因此也需要通过膳食补充。在美国和欧洲，超氧化物歧化酶作为一种临床治疗药物，早在1988年就已获批准，它的保健功能主要表现在：清除超氧化自由基，延缓由于自由基侵害而出现的衰老现象，提高人体对抗自由基诱发疾病的能力。居住在肠道内的益生菌能抑制腐败菌的滋生，抑制病原菌的侵害。经常补充益生菌，能更好地发挥“生物扫帚”的功能。

一般地说，蔬菜中膳食纤维含量为1%～2%，平时如果能适当注意增加蔬菜的摄入量，可以满足人体对膳食纤维的需要。蔬菜富含维生素C、维生素E等，也有助于“化学扫帚”功能的发挥。每100克蔬菜维生素C含量在40毫克以上的，依次为草头、萝卜缨、甜椒、油菜尖（油菜心）、花菜、汤菜（孢子甘蓝）、苦瓜、西洋菜、绿花菜等。大蒜是超氧化物歧化酶含量丰富的蔬菜。另外，红色、紫色蔬菜像甘蓝、紫菜尖、红豇豆、红皮萝卜、心里美萝卜等，它们都具有较强的抗氧化功能。因此，蔬菜可以称为人体“污垢”的清洗剂，平时不妨多加食用。此外，最好喝点酸奶等，以补充益生菌。

● 透视人体器官的清洗

选手、洗脸、洗澡之所以成为我们生活中不可缺少的内容，是因为谁都不希望自己脏兮兮一身的尘土和细菌，那样不仅不舒服，而且易得病。讲卫生，身体好，道理很简单，说出来谁都懂，可是除了洗手、洗脸、洗澡外，你是否还想过人体器官的清洗呢？

洗肺，听起来很恐怖，但它却是目前唯一能够防治尘肺的有效手段，给无数尘肺病人带来了生的希望，此外，洗肺还能治疗严重的呼吸道感染、肺泡蛋白、肺泡蛋白沉积症等疾病，甚至能使“老烟腔”的肺“清白”起来。这是怎么回事呢？

我们知道，平常肺脏作为主要的呼吸器官，担负着吸纳空气、过滤氧气的重任，在生命的一呼一吸间，烟尘、粉尘、细菌、病毒、油烟等都纷纷挤进了呼吸道，它们中的一部分虽然被呼吸道上的“卫兵们”卡住，拒绝入内，但多少总是有一些“漏网之鱼”趁机钻入我们体内，黏附在气管壁和肺泡上，日积月累，越来越影响肺脏的功能。尤其是粉尘作业第一线，如冶金、矿山、铁道、机械、陶瓷、玻璃等行业。据医学统计，我国目前尘肺病人超过了世界上其他国家的总和，其中矽肺占了多数。我们在前面已讲过矽肺的危害——肺泡弹性下降，肺泡广泛性纤维化，最后失去呼吸功能。这是不可逆的变化，任何药物都没有办法让吸进肺内的粉尘排出来，只能听任它在肺内循环“捣乱”，那么，能不能想办法把粉尘冲洗出来？

国外最先有人用单侧肺的小容量灌洗法治疗肺泡蛋白质沉积症，效果明显。我国医学工作者受此启发，经过周密的研究和反复的改进，开发了全新的大容量的全肺灌洗技术。全肺灌洗技术的诞生标志着众多的尘肺病人有了生的希望！目前，我国国内已有十几家医院开展了这项治疗，为4000多名病人解除了痛苦。全肺灌洗是病人在全麻的情况下，先灌洗一侧肺，稍事停顿后再灌洗另一侧肺。洗肺时，病人的呼吸和心跳都处于麻醉科医生的严密监护之下，发生任何情况都能及时处理，真是既安全又可靠。

为吸烟的老烟民洗肺时，洗出来的水都是黑乎乎的，里面含有大量炭末和硅酸铝，相信看到这种洗肺水的人都不会再去吸烟！

洗肺后的感觉是怎样的呢？很多病人形象地讲：就像肺部的两座大山被搬走了。有的病人原先住在6楼，平时上楼都感到呼吸困难，经过洗肺后，现在扛着重物上楼都不气喘吁吁了！

随人体器官清洗之风飘然而至的还有洗牙、洗关节、洗血、洗肠等。但是事物都是一分为二的，千万不要盲从哟！

洗牙，是对付牙周病的最有效方法，我们每天都要进食，尽管每天也都刷牙，但仍有一部分牙间隙是刷不到的，细菌及食物的细小残渣在牙面上日积月累，并逐渐层层矿化，最终形成牙石。菌斑和牙石极易导致牙龈炎，随后病变扩展到整个牙周组织，造成牙龈退缩，牙根暴露，导致牙周病。所以，只有定期去除菌斑和牙石，即我们平常俗称的“洗牙”，才能防止牙周病的发生。此外，洗牙还能防龋齿、去口臭。但目前来说，人们的洗牙意识还很薄弱，需要加大宣传力度，全面推广定期洗牙。

洗关节，主要是将病变的关节，如膝关节表面打两个约0.5厘米的小洞，一个进水，一个出水，其中一个洞内再插入关节镜和光源，这样就可以清晰地看见关节内的一切。通过清洗关节，可以将游离在关节腔里的异物碎片冲洗出去，这也是关节病在治疗过程中最常用的第一步，是需要在可靠的大医院里才能完成的手术，关节正常的人可千万不要去盲从地做洗关节的尝试哟!

洗血，听起来都令人毛骨悚然，别害怕，洗血说白了就是为血液脱脂。一次洗血后，血脂指标可以降低50%左右，效果非常明显。但是目前的洗血可不是一劳永逸的事情。如果一个血脂高的人，虽然通过洗血使血脂降低了，平时不注意控制饮食，不进行常规治疗，血脂指标还会“反弹没商量！”

洗肠，被炒得沸沸扬扬，现在社会上很多正常的人为了减肥、美容、排毒等目的前去洗肠。但是，医学专家警告说，洗肠的排毒功能是极其有限的，经常洗肠，还会导致很多后遗症，甚至引起肠道癌变。

总之，人体器官清洗还是一个新课题，对人体的所有器官都能随意、经常清洗吗？答案自然是否定的。但对今后可能出现的各类人体器官的清洗，只要掌握两大原则：其一不盲目跟风、不赶时髦；其二请教专业医生，这样就可以始终踩准健康的“步点”。